著 柏井 伸子
有限会社ハグ クリエイション・歯科衛生士

ハンドピース取扱い対応

ハンドピースから外科用器具まで

よくわかる歯科医院の消毒滅菌管理マニュアル

無駄なく無理なく導入できる現実的な実践法

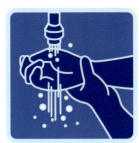
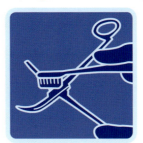
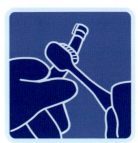
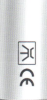

INTERACTION

はじめに

　ハンドピース交換や院内感染の問題が新聞・テレビ・週刊誌などで取り上げられ、一般の方々からも歯科領域における感染管理に関心が高まっています。医療従事者にとっても、自分の人生のなかで長い時間を過ごす職場である医療施設内の管理は重要で、安全が確保され安心して患者さんたちに笑顔で接することができる環境設定を心がけなければなりません。

　とはいえ、「うちのクリニックは、大丈夫？」「このまま同じように対応していて、問題ないかなぁ」という問題意識はあっても、具体的に何から始めればいいのかを考えた時に、「うぅ～ん……」と困ってしまう施設もあろうかと思います。また、ハンドピース問題に代表されるように、歯科用器材は高価なものが多く、またデリケートにできているために、不適切な取り扱いをしてしまうと故障したり使用不可になってしまいます。

　経営者の立場からは、「感染管理に取り組むと、お金がかかってしかたがない」という意見も伺いますが、この部分こそ見直しが必要なのです。感染管理の目的の1つに「コスト管理」があります。ムダ・ムリを省いて不要な経費を削減し、必要な物や行動に対して投資することを考えるのです。

　繰り返し使用する医療用具は適切に使用して適切に再生処理されなければ、本来の性能を発揮することはできません。「これまで大丈夫だったから、きっとこれからも大丈夫だ」──そんなことは誰も保証してくれません。実際、2017年10月に新聞報道された医療施設内における院内感染の原因菌は「多剤耐性緑膿菌」で、頻回にわたる誤った抗菌薬の処方が原因と考えられます。患者さんたちに自分たちの最良のパフォーマンスを発揮してハッピーになっていただき、そこに生きがいを感じながら歯科医療に従事できるよう、まずは現状を見直しましょう。そして、日進月歩の医療の提供者であるという自負を持って、より安全に、より安心できる医療サービスを提供してまいりましょう。もっとも身近な作業としての手洗い・身支度・器材の再生処理について検討する際に、本書が少しでも役に立つことができれば幸甚です。

柏井伸子

以下の皆様よりご協力をいただきました。心より感謝申し上げます。
- ●鶴見中央歯科クリニック（神奈川県横浜市）
    - ・鈴木佐栄子様　　・秋山美里様　　・飯沼美波様
- ●三恵歯科医院（神奈川県川崎市）
    - ・須山瑞枝様　　・古屋恵子様　　・大手幸子様
    - ・太田初実様　　・片田佑紀様

目次

はじめに……………………………………………………3
著者紹介……………………………………………………6

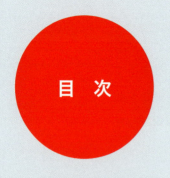

特別編集 これで安心！**ハンドピース**のお手入れ法……………7

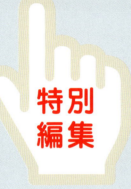

Part ❶ 感染管理の身支度

Chapter 1-1	非観血処置時の手指衛生	16
Chapter 1-2	観血処置時の手指衛生	18
Chapter 2-1	非観血処置時の身支度	20
Chapter 2-2	観血処置時の身支度	22
Chapter 2-3	器材処理（洗浄・消毒・滅菌）時の身支度	24
COLUMN	医療現場のユニフォーム	26

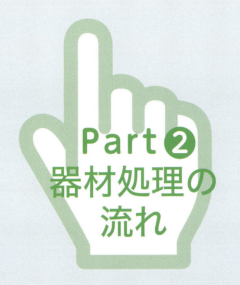

Part 2 器材処理の流れ

Step 0	消毒コーナーの環境づくり	28
Step 1	確実な洗浄のためにチェアサイドでできる前処理のしかた	30
Step 2	分別のしかた	32
Step 3-1	用手洗浄のしかた	34
Step 3-2	超音波洗浄のしかた	36
Step 4	すすぎ・乾燥のしかた	38
Step 5-1	消毒のしかた	40
Step 5-2	滅菌のしかた	44
Step 6	保管のしかた	48
COLUMN	チェア周りの清拭	50

Part 3 治療内容別・器材処理一覧

Chapter 1	基本セット	52
Chapter 2	レジン充填	54
Chapter 3	根管治療	56
Chapter 4	形成〜印象〜仮封	58
Chapter 5	シリコーン印象	60
Chapter 6	補綴物の装着	62
Chapter 7	咬合採得	64
Chapter 8	義歯調整	66
Chapter 9	抜歯〜縫合	68
Chapter 10	スケーリング・ルートプレーニング	70
Chapter 11	歯周外科処置	72
Chapter 12	インプラント埋入手術	74
Chapter 13	フッ化物塗布	76
Chapter 14	小窩裂溝填塞	78
Chapter 15	歯列矯正	80
COLUMN	歯列矯正用器材は滅菌する必要があるか？	82

おわりに　83

著者紹介

柏井 伸子　かしわい のぶこ

1979年	東京都歯科医師会付属歯科衛生士学校卒業
1979～84年	都下歯科医院勤務
1984年	PTPシステム研究所インプラントチーム参加
1988年	ブローネマルクシステムサージカルアシスタントコース修了
1995年	ノーベルファルマ日本（現ノーベル・バイオケア・ジャパン株式会社）入社
1999年～	スウェーデン・フランスほか海外にて研修会修了
2003年	イギリス・ロンドンおよびスウェーデン・イエテボリにて4か月間留学
2004年	有限会社ハグ クリエイション設立
2005年	日本歯科大学新潟短期大学非常勤講師
2006年	マッケ・ゲティンゲ株式会社（現ゲティンゲ・ジャパン株式会社）インフェクションコントロール事業部マーケティングコーディネーター 日本医療器械学会認定第二種滅菌技士
2007年	東北大学大学院歯学研究科修士課程口腔生物学講座入学 感染管理専攻 日本口腔インプラント学会認定 専門歯科衛生士
2009年	日本口腔インプラント学会専門歯科衛生士委員会委員 日本歯科大学東京短期大学非常勤講師
2010年	上級救命技能認定
2011年	ヒューフレディ・ジャパン株式会社マーケティングスペシャリスト 東北大学大学院歯学研究科修士課程口腔生物学講座卒業 口腔科学修士
2013年	東北大学大学院歯学研究科博士課程口腔生物学講座入学
2015年	ミラノにて3か月間臨床研究
2016年	アメリカ心臓協会認定ヘルスケアプロバイダー
2017年	上記更新

特別編集

これで安心！
ハンドピースのお手入れ法

　ハンドピースには、圧縮空気により駆動する「タービン」と、電気により駆動する「エンジン」があり、どちらも数多くのパーツを組み立てて作られていてます。特に高速回転するタービン用ハンドピースのヘッドには、飛行機のエンジンと同じような金属製の羽根がたくさんついている「インペラー」と呼ばれる部分があり、送られてくる圧縮空気を利用して回転力を生み出します。

　ハンドピースのお手入れ時には、切削用のバーや研磨用のポイント類をホールドする「ベアリング」という球状のパーツが重要で、インペラーをスムースに回転させるためにも注油して潤滑させる必要があります。

　金属と金属がかみ合いながら作動する医療機器ですので、無理な摩擦が生じて摩耗したり破折したりしないように注意して、故障を防止しましょう！

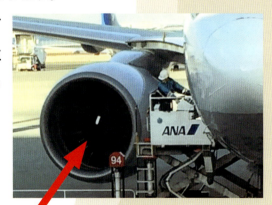

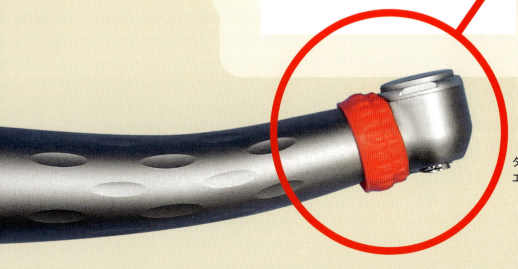

タービンと飛行機の
エンジンは似た構図

あなたのハンドピースの正しいお手入れ法の見分けかた

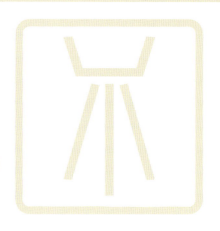

　ハンドピースのお手入れ時に重要なことは、「内部洗浄可能か否かの確認」です。チェックポイントは、ハンドピースの中央部分にあるマーク！

　内部洗浄可能なものには、シャワーのように水が出てくるような「ウオッシャブルマーク」（WM）がついています。WMがついていれば、外側も内側も洗浄可能で、ウオッシャーディスインフェクター（自動洗浄消毒器、WD）での処理も可能です。

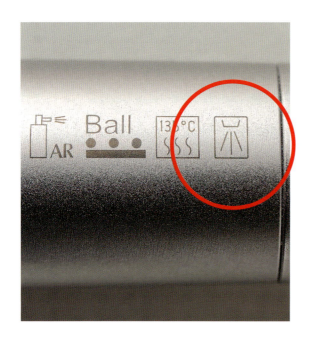

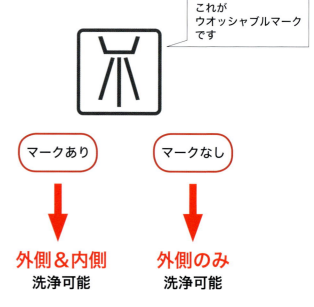

これがウオッシャブルマークです

マークあり → **外側＆内側** 洗浄可能

マークなし → **外側のみ** 洗浄可能

ウオッシャブルマークの有無で処理方法が異なるので、必ず確認しましょう。

CAUTION

内部洗浄できないハンドピースの内部はこんなに汚れてしまいます。

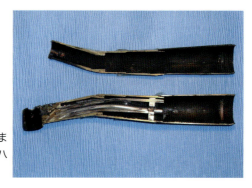

内部に汚れが付着したまま注油と滅菌を繰り返したハンドピースの例。

綱製小物とハンドピースの処理の違い

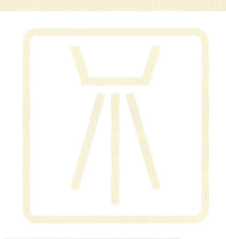

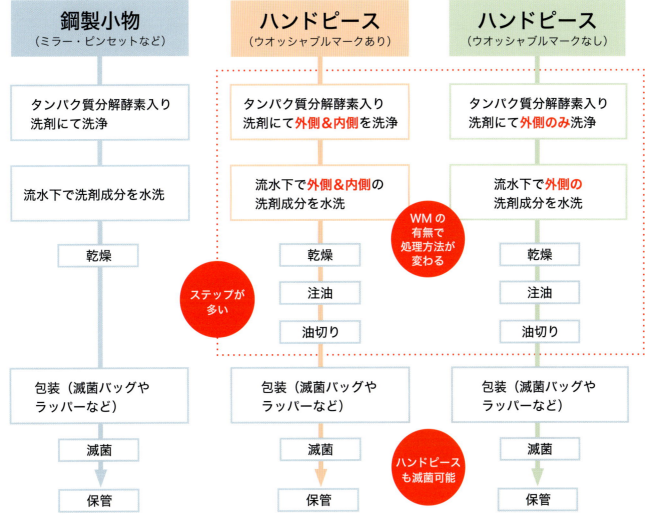

鋼製小物（ミラー・ピンセットなど）	ハンドピース（ウオッシャブルマークあり）	ハンドピース（ウオッシャブルマークなし）
タンパク質分解酵素入り洗剤にて洗浄	タンパク質分解酵素入り洗剤にて**外側＆内側**を洗浄	タンパク質分解酵素入り洗剤にて**外側のみ**洗浄
流水下で洗剤成分を水洗	流水下で**外側＆内側**の洗剤成分を水洗	流水下で**外側**の洗剤成分を水洗
乾燥	乾燥	乾燥
	注油	注油
	油切り	油切り
包装（滅菌バッグやラッパーなど）	包装（滅菌バッグやラッパーなど）	包装（滅菌バッグやラッパーなど）
滅菌	滅菌	滅菌
保管	保管	保管

- ステップが多い
- WMの有無で処理方法が変わる
- ハンドピースも滅菌可能

CAUTION

ハンドピースの洗浄時は、絶対に超音波洗浄器を使用していけません。
金属間の接合にゆるみが生じる危険性があります。

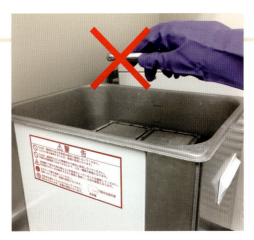

ハンドピースの用手洗浄のポイント

ハンドピースで汚れが付着しやすいところは
- ヘッドの外側
- バーやポイントが差し込まれているヘッドの内側です。

タンパク質分解酵素入り中性洗剤を、歯ブラシや歯間ブラシにつけてよく洗浄しましょう。
内部洗浄できるハンドピースでは、試験管ブラシにて内側も洗浄しましょう。

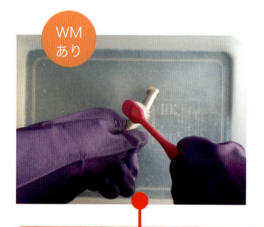

WM あり

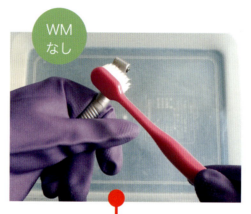

WM なし

ウオッシャブルマークのあるハンドピースは洗剤の液中に全体を入れながら、マークのないものはヘッドの部分だけを洗剤の液中でブラッシングします。
外側やバー・ポイントが入る内部には汚れが溜まりやすいのでよく洗浄しましょう。

ヘッドの内側は洗剤をつけた歯間ブラシを用いてブラッシングします。

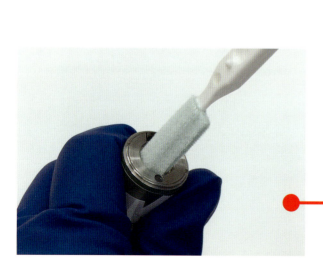

ウオッシャブルマークのあるハンドピースは、試験管洗い用ブラシにて内側も洗浄します。

ウオッシャブルマークのあるハンドピース

内部洗浄可の**ハンドピース**のお手入れ法

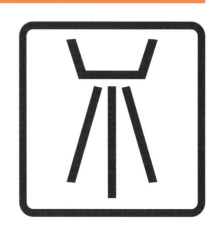

外部だけでなく内部も洗浄可能なため、用手洗浄でもウオッシャーディスインフェクター(自動洗浄消毒器)による機械洗浄でも対応できます。

```
タンパク質分解酵素入り洗剤にて 外側＆内側 を洗浄
        ↓
流水下で 外側＆内側 の洗剤成分を水洗
        ↓
     乾燥
        ↓
     注油
        ↓
    油切り
        ↓
包装（滅菌バッグやラッパーなど）
        ↓
     滅菌
        ↓
     保管
```

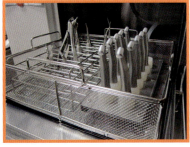

ウオッシャブルマークがついていれば、ウオッシャーディスインフェクターでも対応可。

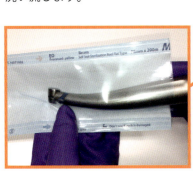

汚染物が除去されたことを確認してから、洗剤成分を十分に流水で洗い流します。

乾燥後は注油して油切りをし、滅菌バッグで包装後、滅菌・保管します。
※注油と油切りについては13ページ参照

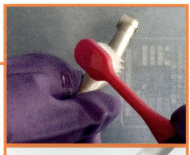

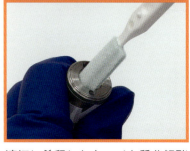

適切に希釈したタンパク質分解酵素入り中性洗剤を、歯ブラシや歯間ブラシ、試験管ブラシにつけて、**外側と内側をブラッシング**します。
※超音波洗浄機は使用不可

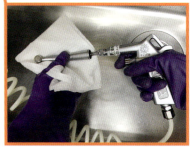

エアーガンやコンピュータのキーボード用スプレー缶、ユニットの3wayシリンジで、外部だけでなく内部も確実に乾燥させます。

ウオッシャブルマークのないハンドピース

内部洗浄不可の **ハンドピース** のお手入れ法

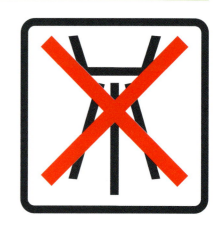

内部洗浄不可なので、洗浄できるのは外側のみです。
洗剤の中にドボンと浸けることはできないので注意しましょう。

```
タンパク質分解酵素入り
洗剤にて外側を洗浄
        ↓
流水下で外側の
洗剤成分を水洗
        ↓
      乾燥
        ↓
      注油
        ↓
     油切り
        ↓
包装（滅菌バッグや
ラッパーなど）
        ↓
      滅菌
        ↓
      保管
```

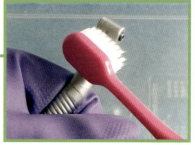

適切に希釈したタンパク質分解酵素入り中性洗剤を、歯ブラシや歯間ブラシにつけて、**外側だけブラッシング**します。
※超音波洗浄機は使用不可

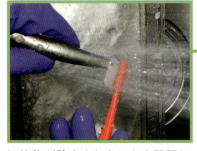

汚染物が除去されたことを確認してから、洗剤成分を十分に流水で洗い流します。
※内部に水が入らないように注意

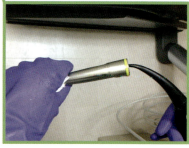

エアーガンやコンピュータのキーボード用スプレー缶、ユニットの3wayシリンジで、外部だけでなく内部も確実に乾燥します。

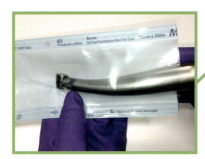

乾燥後は注油して油切りをし、滅菌バッグで包装後、滅菌・保管します。
※注油と油切りについては13ページ参照

ハンドピースの正しい注油のしかた

ハンドピースを適切に洗浄・乾燥した後は、注油を行います。
注油には、専用機器による自動注油と、スプレー缶を用いる手動注油があります。
手動注油ではハンドピースの取扱説明書にならい、適正量を注油しましょう。

▼自動注油機の例

自動注油

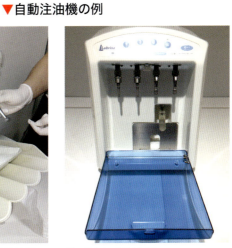

クアトロケア 2104A（KAVO）　　ルブリナ（モリタ）

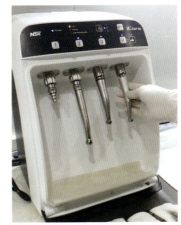

iCare（ナカニシ）

＜利点＞
- ハンドピースを駆動させながら、定量の注油が可能（細部まで到達できる）
- 注油機のふたを閉じて作業可能（オイルが飛散せず作業者にも付着しない）

＜欠点＞
- 手動注油に比べて導入費用が必要
- 設置スペースが必要

手動注油

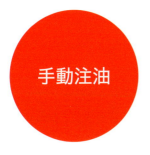

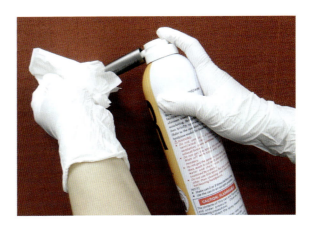

＜利点＞
- 省スペース（スペースが有効活用できる）

＜欠点＞
- 注油時に反発力が大きい（注油量が少な過ぎたり、飛散することがある）

注油時の注意点

❶ 適切な身支度の着用
手用の場合はもちろん、自動の際にも作業者へのオイル飛沫や付着を防ぐために、グローブ・マスク・ゴーグルを着用すること。

❷ 確実な洗浄による汚染物除去
汚れが残留していると、その表面をオイルでコーティングしてしまうため、確実に除染してから注油すること。

❸ 確実な乾燥
内部に水分が残留していると、親水性オイルであっても適量が細部にまで到達できない場合があるため、注油前に十分に乾燥してから注油すること。

❹ 余剰オイル除去
ハンドピースの外側と内側に余剰オイルが残留していると、べたつくだけでなく駆動部へのオイル流入が起こって故障の原因になるため、確実な油切りをすること。

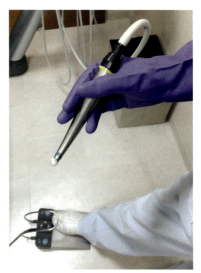

油切りは確実に行う。

CAUTION

注油の迷信に注意しましょう。

「注油すれば洗浄は必要ない」
注油はあくまでも潤滑が目的であり、圧縮したオイルを圧し入れるだけでは汚染物を除去することはできません。

「たくさん注油すれば故障しない」
注油後に外側だけでなく内側にも余分なオイルが残留していると、流入したオイルによりモーター部分にオイル焼けが生じてしまうため、必ず稼働させてオイルを除去しなければなりません。

「注油すると滅菌効果が阻害される」
注油・油切り後に包装して滅菌しますが、ハンドピース製造者推奨のオイルであれば親水性であり、蒸気浸透に支障をきたす心配はありません。

「ハンドピースには滅菌用包装は必要ない」
油切りをしてもハンドピース内部にはオイルが付着しているため、滅菌工程では必ず滅菌バッグなどの包装材を使用して、滅菌器庫内へオイルが拡散しないようにしましょう

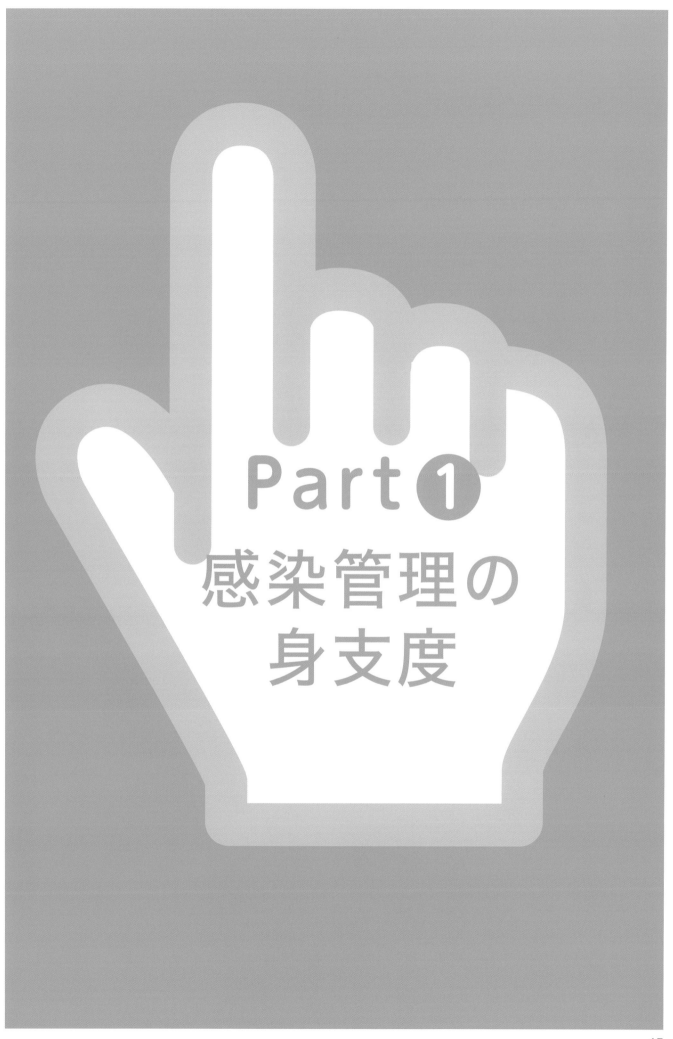

Part 1
感染管理の身支度

Chapter 1-1
非観血処置時の手指衛生

Point
手指衛生その前に……

▼爪を短く切る。

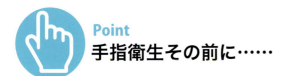

NG してはいけないこと

▼指輪や腕時計など装身具を装着している。

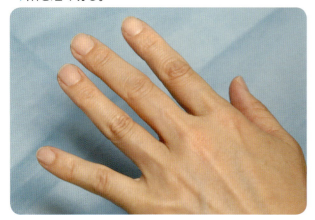

▼マニキュアをしたまま手指洗浄する。

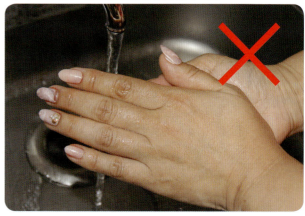

▼整理整頓されていない水回りで手指洗浄する。

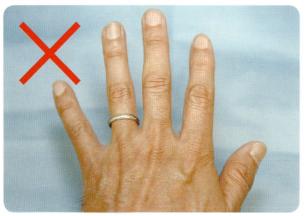

▼布タオルで拭き取っている。

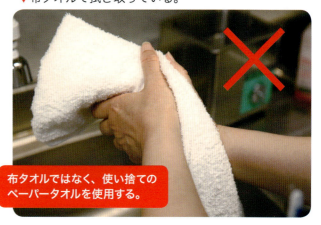

布タオルではなく、使い捨てのペーパータオルを使用する。

Chapter 1-1 ▶ 非観血処置時の手指衛生

OK この手順で手指衛生しよう！（非観血処置時）

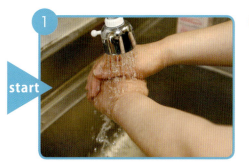
1. 流水で手首までぬらす。

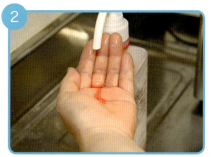
2. 洗剤を手の平に取る。

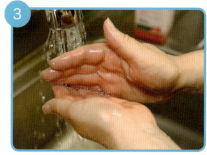
3. 洗剤をよく泡立てる。

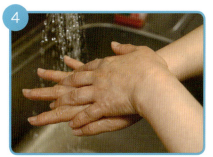
4. 手の甲をこする（左右の手で同じ動作を行う）。

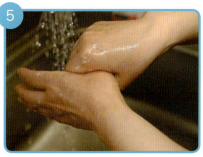
5. 親指は反対側の手で包み、ねじるようにこする（左右の手で同じ動作を行う）。

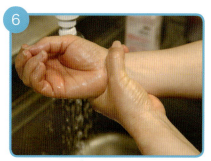
6. 手首も忘れずにこする（左右の手で同じ動作を行う）。

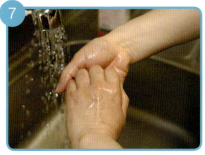
7. 爪のまわりや指先をこする（左右の手で同じ動作を行う）。

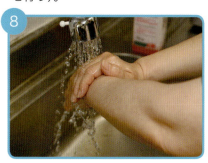
8. 流水で洗剤成分を洗い流す。

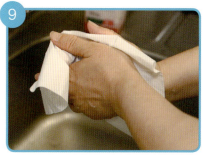
9. 清潔なペーパータオルで拭き上げる。

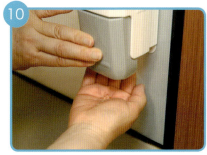
10. 擦り込み式アルコール製剤を手の平に取る。

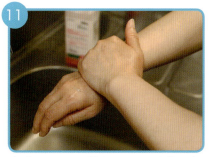
11. 気化するまで擦り込む。手首も忘れずに。

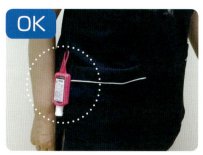
OK 手指洗浄の時間がない場合は、携帯型のアルコール製剤を活用する。

Chapter 1-2
観血処置時の手指衛生

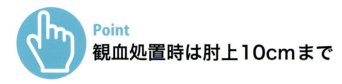

Point 観血処置時は肘上10cmまで

▼洗浄範囲が異なる

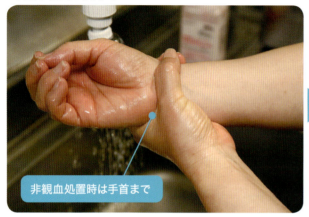

非観血処置時は手首まで

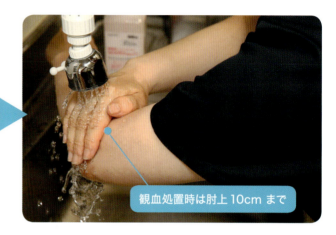

観血処置時は肘上10cmまで

▼アルコールを擦り込む範囲が異なる

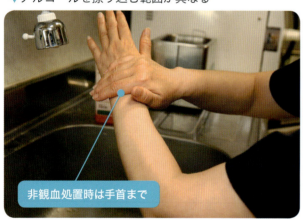

非観血処置時は手首まで

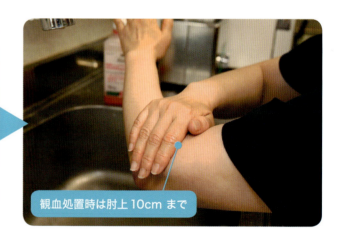

観血処置時は肘上10cmまで

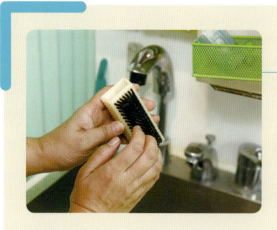

洗浄時はブラシを使用しなくても大丈夫

　従来は滅菌済みブラシを用意しブラッシングを行うスクラビング法が一般的でしたが、過度の擦過による手指の損傷を防止するために、ブラシレスの手指衛生方法（ラビング法）が普及しています。

　洗剤を用いた洗浄後に、アルコールを必ず手指に擦り込むことで、ブラシを使用しなくても十分に衛生状態を確保できます。

Chapter 1-2 ▶ 観血処置時の手指衛生

OK この手順で手指衛生しよう！（観血処置時）

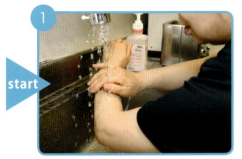
1. 流水で肘の上10cmまでぬらす。

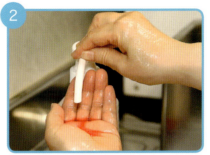
2. 洗剤を手の平に取る。

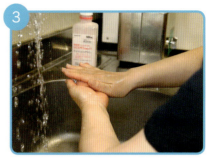
3. 洗剤をよく泡立てる。

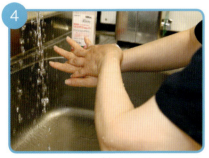
4. 手の甲をこする（左右の手で同じ動作を行う）。

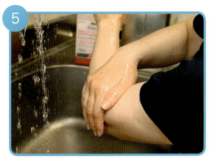
5. 肘の上10cmまでこする。

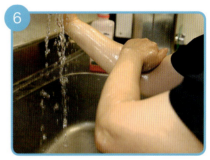
6. 反対の手も、肘の上10cmまでこする。

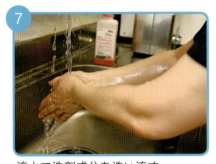
7. 流水で洗剤成分を洗い流す。

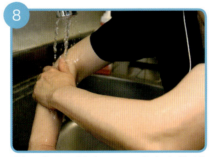
8. 肘の上まで流水でしっかりと洗剤成分を洗い流す。

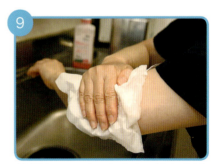
9. 清潔なペーパータオルで拭き上げる。

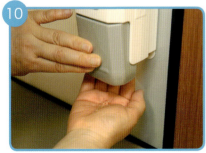
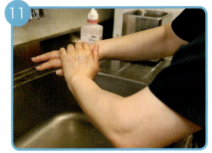
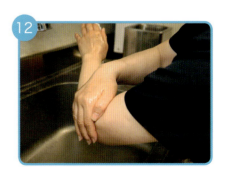
10〜12. 擦り込み式アルコール製剤を手の平に取り、肘の上10cmまで擦り込む。

Chapter 2-1
非観血処置時の身支度

Point マスク・ゴーグル・グローブを正しく着用して非観血処置に臨もう

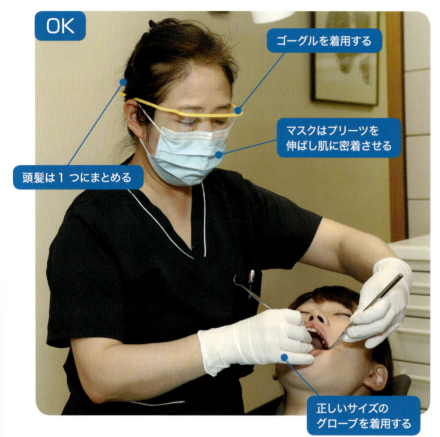

OK
- ゴーグルを着用する
- マスクはプリーツを伸ばし肌に密着させる
- 頭髪は1つにまとめる
- 正しいサイズのグローブを着用する

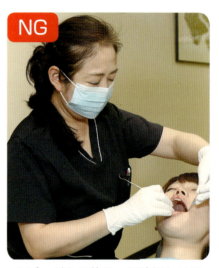

▲ゴーグル不使用、不適切なマスクの着用、そして無造作な頭髪はNG。

Point マスクはプリーツをきちんと伸ばし、肌と密着させる

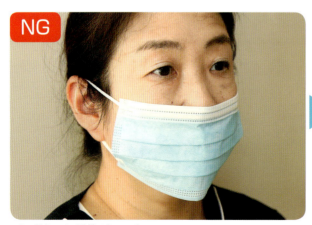

▲プリーツが伸びていない。

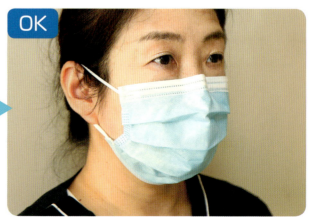

▲プリーツを伸ばし、ノーズフィットを調整する。

Point
ゴーグルは適切に着用し、肌との隙間を最小にする

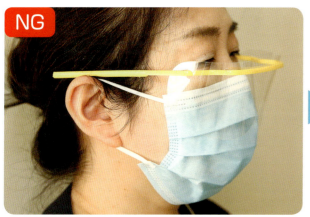
▲装着位置が不適切。

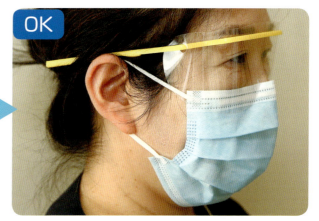
▲マスクの上端までカバーされている。

Point
ルーペはストラップで固定しないと不安定で危険！

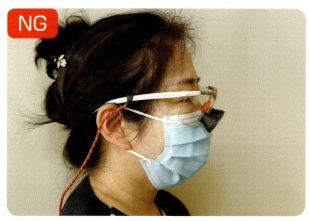
▲耳に掛けるだけでは不安定。

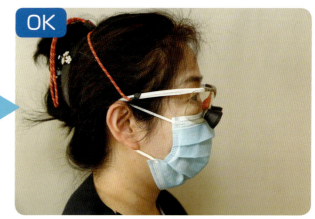
▲ストラップでしっかり固定する。

Point
グローブは適切なサイズを選択し、ピンホールの有無を確認する

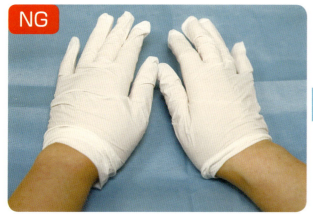
▲サイズが大きいと、器具操作に支障がでる。

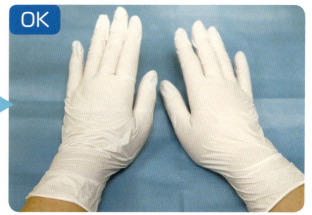
▲適切なサイズを選択することで、快適に処置ができる。

Chapter 2-2
観血処置時の身支度

Point
観血処置時には、ひも結びできるマスクのほうが密着性が高まる

▼ノーズフィットを調節し、眼窩から下、オトガイから上の範囲を被覆し、ずれないように的確に固定する。

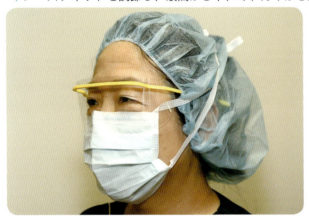
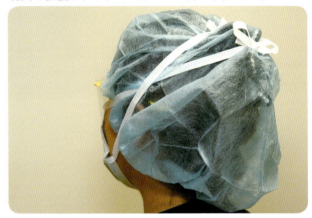

Point
安全な装備で観血処置に臨もう

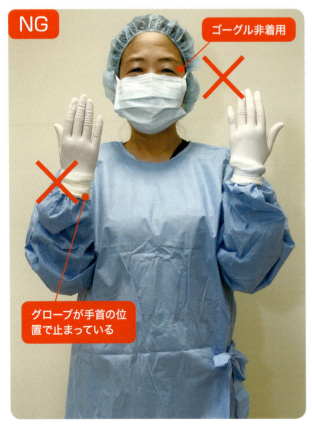

NG / ゴーグル非着用 / グローブが手首の位置で止まっている

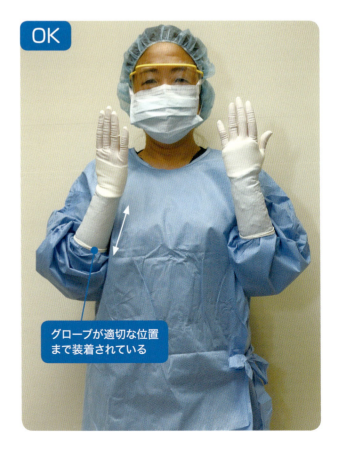

OK / グローブが適切な位置まで装着されている

Chapter 2-2 ▶ 観血処置時の身支度

OK ガウン着用者と外回りアシスタントによる滅菌ガウン・グローブの着用のしかた

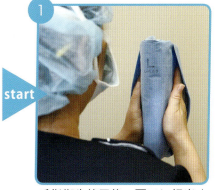
1. 手指衛生終了後、肩口に相当する部分に指先を挿入する。

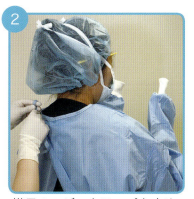
2. 襟元のマジックテープを止め、ひもを結ぶ。

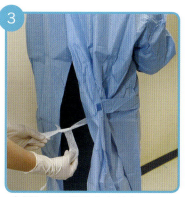
3. 内側にある腰ひもを結ぶ。

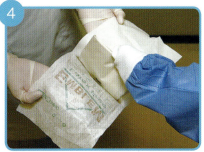
4. 滅菌グローブを開封し、できるかぎり肌の露出を避け、内包ごと受け取る。

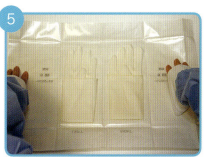
5. 清潔域でなく不潔域で内包を開く。

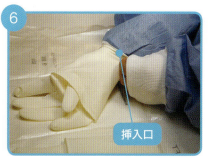
6. 左手で右グローブの挿入口を持ち、右手を挿入する。

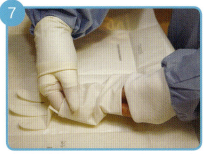
7. 右手の折り返しはそのままで、左手の外側に当たる部分に右手を差し込み、左手を挿入する。

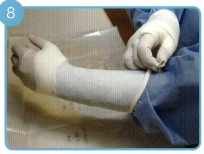
8. 左手のグローブを完全に伸ばす。

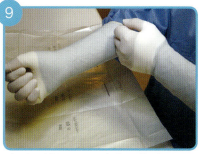
9. 右手の折り返しも完全に伸ばす。

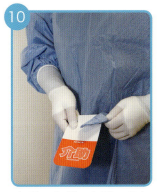
10. 右手でタグ、左手でひもを把持し、タグからひもを引き離す。

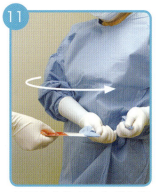
11. 外回り介助者にタグを渡して右回転後、ひもを引っ張り、タグから外す。

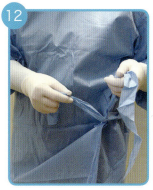
12. ガウン着用者がみずからひもを結ぶ。

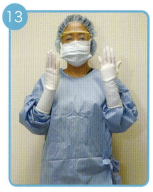
13. 共同作業をすることにより、手を後ろに回すことなく装着できる。

Chapter 2-3
器材処理（洗浄・消毒・滅菌）時の身支度

Point 安全な装備で器材処理に臨もう

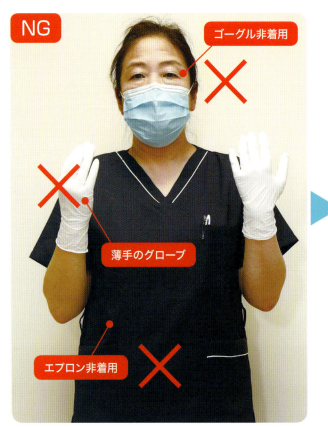
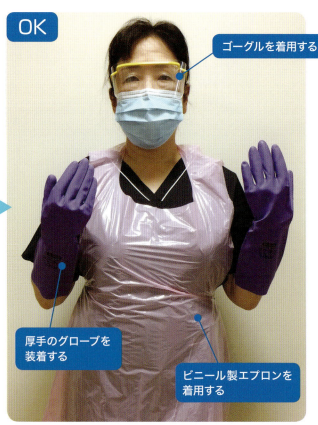

NG: ゴーグル非着用／薄手のグローブ／エプロン非着用

OK: ゴーグルを着用する／厚手のグローブを装着する／ビニール製エプロンを着用する

▲布製エプロンは浸透性が高く不適。

NG 薄手グローブでの作業は、針刺し事故を引き起こす可能性があり危険

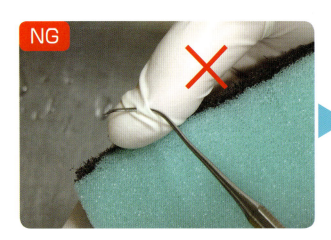
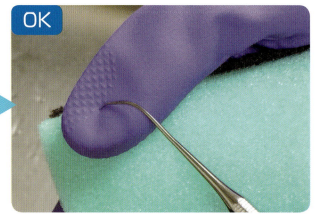

Chapter 2-3 ▶ 器材処理時の身支度

Point
両頭のインスツルメント洗浄時には反対側での針刺しに注意する

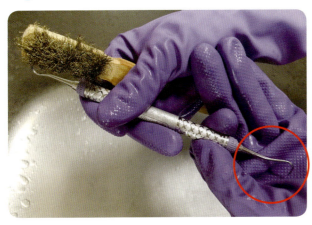

 グローブの管理のしかた

汚染物を器材処理する際に使用するグローブは、できるかぎり清潔に保つように心がけましょう。使用後は清潔に洗浄し、風通しのよい状態で乾燥させ、管理しましょう。

滅菌可能なグローブを使用している場合は、1日の業務の最後に滅菌対象物とともに滅菌するとよいでしょう（取扱説明書で確認しましょう）。

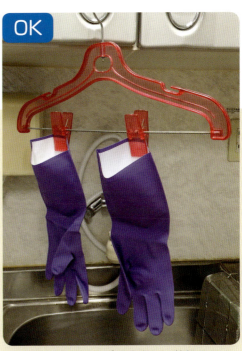
▲使用後のグローブは洗浄し、乾燥させる。

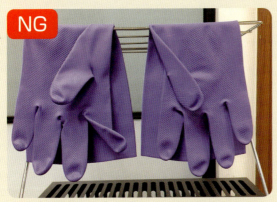
▲この写真のように重なって干されていては、風通しが悪く、乾燥不良のため不潔になる。

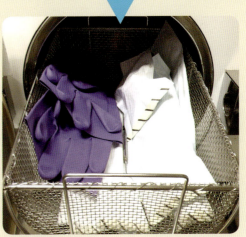
▲滅菌可能なグローブは、滅菌対象物とともに滅菌する。

医療現場のユニフォーム

COLUMN

　毎日着用するユニフォームですが、あなたのユニフォームの袖の長さはどのくらいですか？　最近ではスクラブタイプのウェアを使う歯科医院が増えています。患者さんへのイメージを意識すると、活動的で非常に動きやすく、パンツスタイルであれば歯面研磨時にフットスイッチを操作する際にも脚を動かしやすいですよね。しかしながら、エアコンによる寒さ対策や、デザインによっては襟元が開いていたりすることから、アンダーシャツを併用されている方をお見かけします。

　ここで手指衛生の見地から少し考えたいことは、手洗いやアルコール製剤の擦り込みを行う際の袖の長さです。**Chapter 1**でご覧いただいたように、非観血処置時の手指衛生では手首まで、観血処置時では肘の上10cmまでを洗い、アルコールを擦り込みます。つまり、袖に水や石鹸がつくことなく確実に手首まで清潔になるようにするためには、医療現場におけるユニフォームの袖は半袖が好ましいのです**(図A)**。また**Chapter 2**では、器材処理時の身支度について、処置時と比較しています。この場合にはできるかぎり素肌が出ていないほうが好ましいのですが、針刺し事故防止のために厚手のグローブを使用することから、半袖のほうがゴワゴワしないし濡れることも少なくなります。

　では、寒さ対策としてのカーディガンはいかがでしょうか？　繊維が毛羽立っていたり、毛玉ができていたり、また印象材などの材料が付着していたりと、非常に清潔感が感じられない場面が多くなります。もちろん治療中であれば、歯面研磨時に研磨材が飛散して汚れてしまったり、注水下での形成のアシスト時には飛沫に被曝したりという可能性があります**(図B)**。室温を適切に調整して、カーディガンの使用は避けましょう。

　医療現場で使用するユニフォームには、「動きやすい」や「清潔感がある」などの条件が必要です。患者さんから信頼していただき、ラポールを形成しやすくするためにも、常に自分がどのように見られているのかを意識し、個人防護具の1つとしてとらえていくことが重要です。

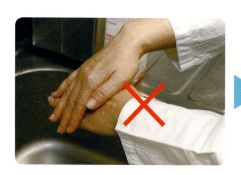
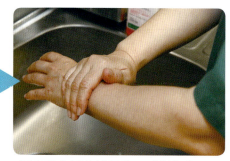

図A●非観血処置時の手指衛生では手首まで、観血処置時では肘の上10cmまでを洗い、アルコールを擦り込むことを考えると、ユニフォームは半袖が好ましい。

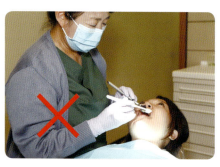

図B●インスツルメンテーションやアシスト時の飛沫感染のリスクを伴うので、カーディガンの着用は避けるべき。

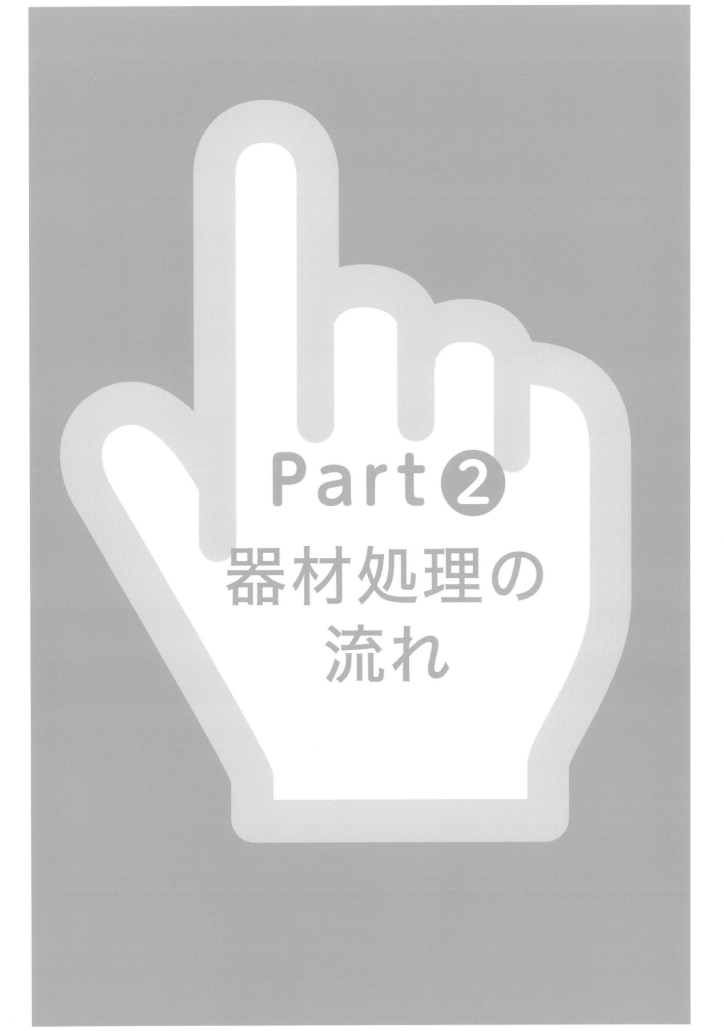

Part ② 器材処理の流れ

Step 0
消毒コーナーの環境づくり

まずなによりも整理整頓を心がけよう

- 使用済み器材の処理手順を明確にし、無駄な動作をすることなく円滑に作業しましょう。
- 自分たちの動きを認識し、安全確保に努めましょう。
- 器材・薬液の要不要を識別し、清潔な作業スペースを確保しましょう。

Point
スムーズな動線を確保しよう

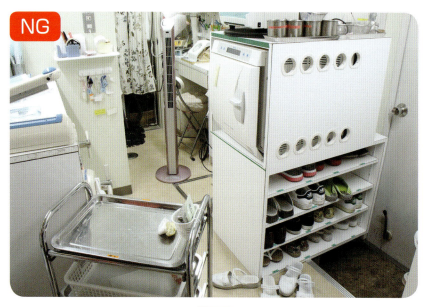

◀ 履物が散らかっており、つまづいたり転倒の危険性がある。

◀ 利用していないワゴンが不用意に放置されている。

◀ 暑さ・寒さ対策として空調機器を使用すると、ホコリが舞い不潔になる。

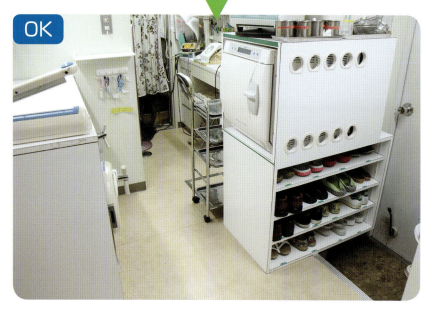

◀ 動線が明確になり、安全性が確保されている。

28

Step 0 ▶ 消毒コーナーの環境づくり

Point
水回りを清潔にしよう

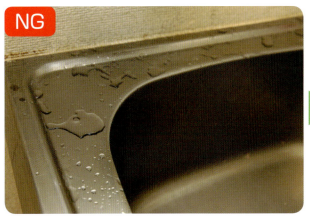
▲シンク内面やトップが濡れていて不潔な状態。濡れを放置しておくと、親水性微生物の温床になる。

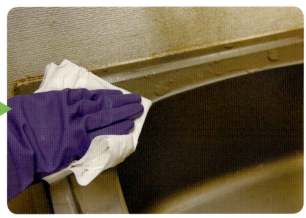
▲シンク周りが濡れている場合は、ペーパータオルで拭き取る。

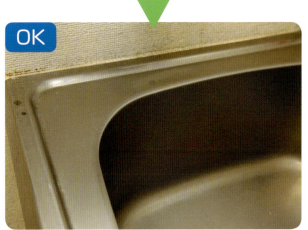
▲シンク周りを常に乾燥させることで、清潔な状態を維持する。

Point
作業スペースを整理整頓しよう

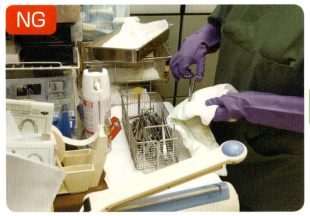
▲作業スペースが整理されていないと、作業がしにくいだけでなく、落下による怪我の危険性がある。

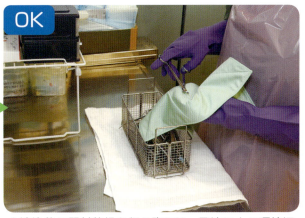
▲洗浄後の器材乾燥を行う際には、飛沫による環境汚染が発生することもあるので、不必要なものは排除するようにする。

Step 1
確実な洗浄のために
チェアサイドでできる前処理のしかた

チェアサイドでの前処理のメリット
・汚染物の乾燥による器具への固着を防ぐことができ、サビなどのダメージを軽減できる。
・器材洗浄において容易に汚染物を除去できる。
▶ただし、アルコールワッテは万能ではないので注意する。

NG なんでもアルコールワッテで拭き取るのはNG

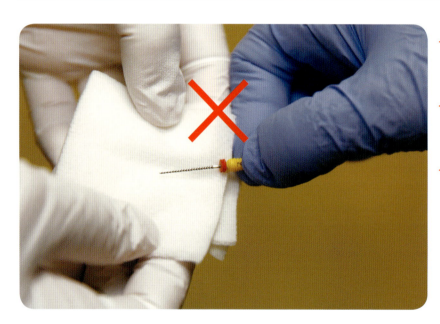

◀唾液・血液・組織片が付着した器具をアルコールワッテで拭き取ると、タンパク質が凝固してしまう。

◀タンパク質が凝固すると器具の表面に固着してしまい、除去が困難になる。

◀血液などが付着した器具には、タンパク質を変性させないようにアルコールの接触を避ける。

OK 以下の材料は硬化前に前処理しておこう

▼セメント　　　　　　▼ガッタパーチャ　　　　▼即時重合レジンの筆やディッシュ

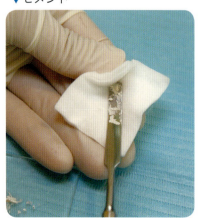 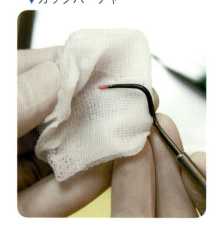 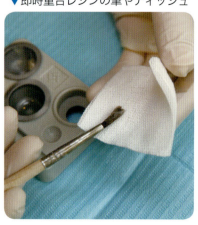

Step 1 ▶ 確実な洗浄のためにチェアサイドでできる前処理のしかた

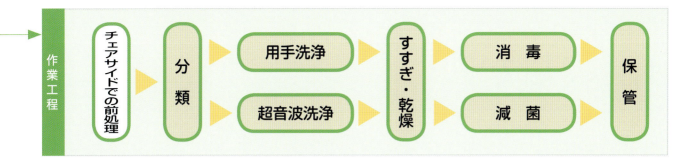

OK　汚染物はすみやかに前処理しよう

▼ミラー表面の汚れは水で湿らせたガーゼで前処理

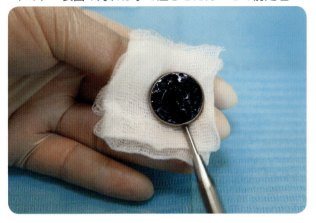

▼ピンセットに付着した染め出し液は水で湿らせたワッテで前処理

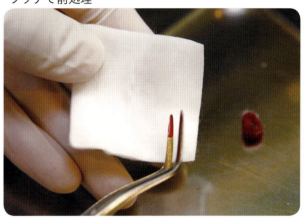

▼印象材表面の唾液・血液は流水で前処理

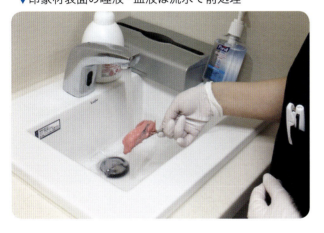

▼リーマーは滅菌済みメラニンスポンジで前処理

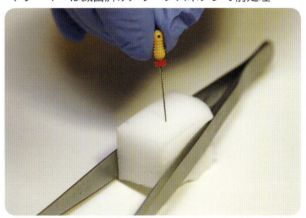

前処理の有無で、タンパク質汚れの落ちが違う！

洗浄不良の状態で滅菌してしまうと、タンパク質が熱変性により残留し、固着してしまいます。一度固着したタンパク質を除去することは非常に困難で、過剰なブラッシングにより器材にダメージが生じる危険性があります。

▶写真は、ミラーのフレームの段差に残留した組織片と染め出し液。これらはチェアサイドで必ず除去しておく。

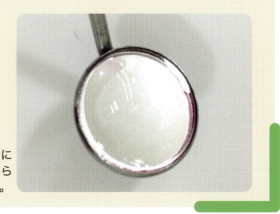

Step 2
分別のしかた

分別の手順を理解しよう
- 単回使用／再利用を識別する。
- 廃棄のルールを理解する（医療廃棄物と普通ゴミは必ず分けること）。
- 医療廃棄物の操作は、ピンセットなどの器具を用いる。

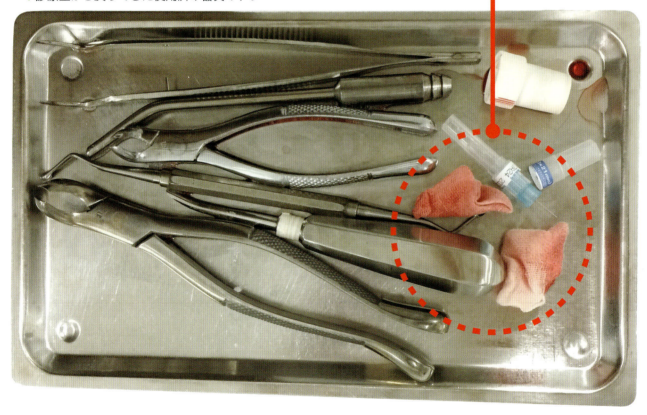

▼診療室から戻ってきた使用済み器具のトレー

Step 2 ▶ 分別のしかた

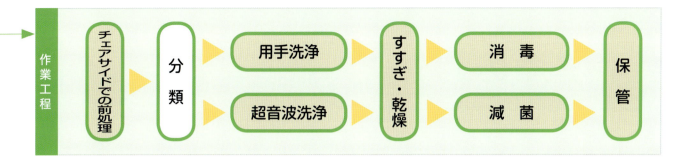

作業工程 → チェアサイドでの前処理 → 分類 → 用手洗浄 / 超音波洗浄 → すすぎ・乾燥 → 消毒 / 滅菌 → 保管

Part 2 器材処理の流れ

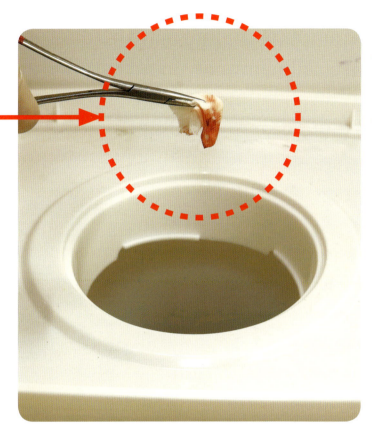

◀ 唾液・血液・組織片が付着したガーゼやワッテは、感染性を有しているため、医療廃棄物として処分する。

◀ 普通ゴミとの混在は医療倫理の面で問題がある。

 Point
廃棄時は、ハザードマークのあるボックスを使用しよう

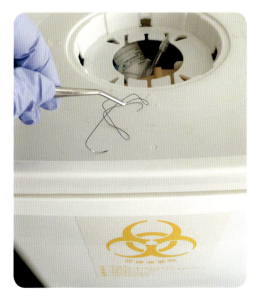

◀ 針刺し事故防止のために、必ずピンセットなどの器具で取り扱う。

◀ 廃棄する際は、ハザードマークのある廃棄ボックスを使用し、最終処分は専門業者に委託する。

Step 3-1
用手洗浄のしかた

用手洗浄の手順を理解しよう

- 被洗浄物に合わせた洗剤を選択する（pHを基準にした選択方法）。
- 適切な洗浄方法を選択する（浸漬→ブラッシング→水洗の順番で行う）。
- 使用後の洗浄用具（歯ブラシやスポンジなど）は、乾燥させて清潔に管理する。

Point 洗剤を正しく選んで使用しよう

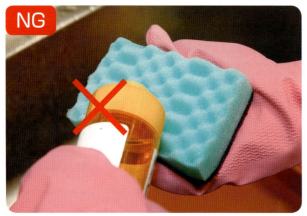
▲台所洗剤は使用禁止。

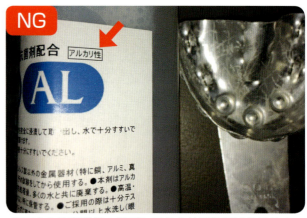
▲アルミや真鍮製の器具にアルカリ系洗剤は使用禁止。

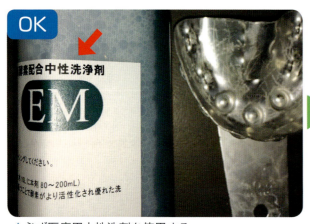
▲必ず医療用中性洗剤を使用する。

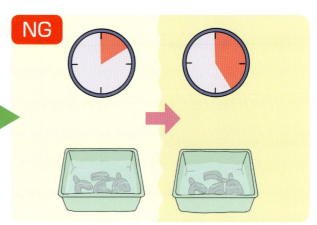
▲ただし医療用中性洗剤でも長時間の漬け込みは禁止。

Step 3-1 ▶ 用手洗浄のしかた

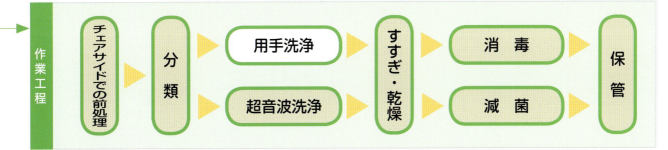

Point
確実に汚れを落とす方法で洗浄する

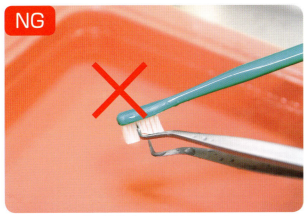

▲洗剤溶液の外で洗浄すると飛沫発生のおそれがある。

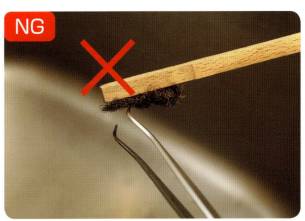

▲ワイヤーブラシは器具を傷つけるので使用しない。

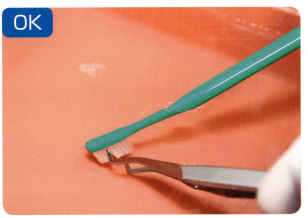

▲歯ブラシやスポンジを用い、溶液内で洗浄する。

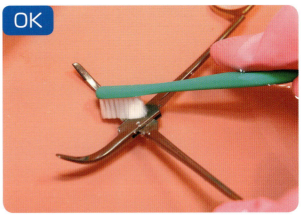

▲汚れが残りやすいヒンジ部もしっかり洗浄する。

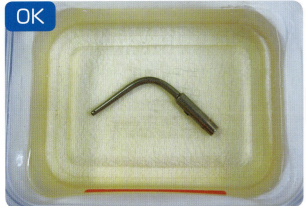
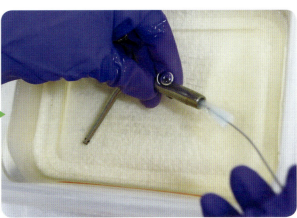

▲外科用バキュームは洗剤に浸漬後、内部を試験管ブラシで洗浄する。

Step 3-2
超音波洗浄のしかた

超音波洗浄の手順を理解しよう
- 被洗浄物に合わせた洗剤を選択する（pHを基準にした選択方法）。
- 過積載による洗浄不良の発生を避ける（積載量は取扱説明書を確認する）。
- 被洗浄物に対する水位を適切に調整する（被洗浄物は必ず水面下にあること）。

 Point 被洗浄物が水面下にないと、超音波の効果は期待できない

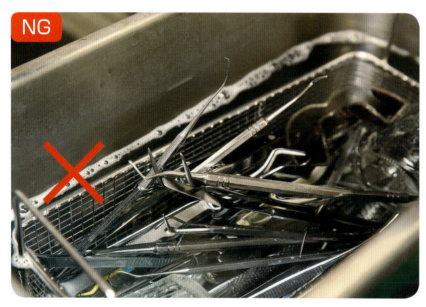

◀ 適正量を超えた過積載では洗浄不良が起こる。

◀ 被洗浄物の一部が水面上に突出していると、超音波の効果は得られない。

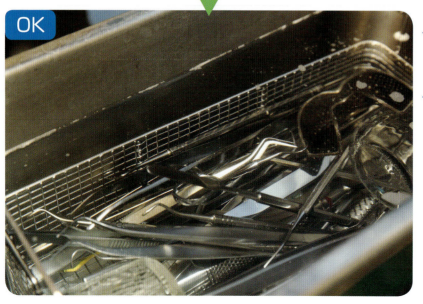

◀ 被洗浄物が水面下にあることで、キャビテーション（衝撃波）による汚染物の除去ができる。

◀ 適正量を守り、被洗浄物の重なりをできるかぎり少なくする。

Step 3-2 ▶ 超音波洗浄のしかた

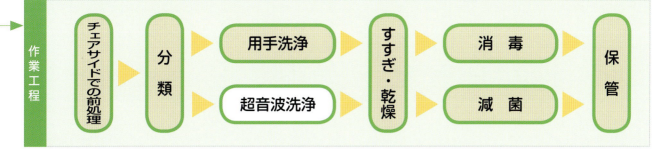

Point

小分けする際は、超音波が伝わる容器に入れる

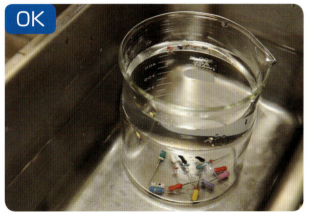
OK
▲薄いガラス製のビーカーは超音波が伝わる。

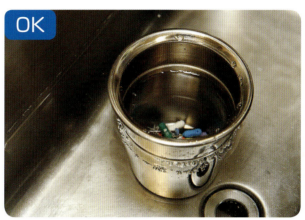
OK
▲金属製のコップも使用可。

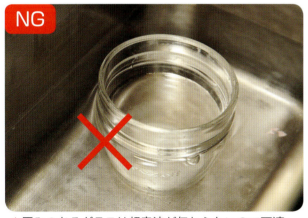
NG
▲厚みのあるグラスは超音波が伝わらないので不適。

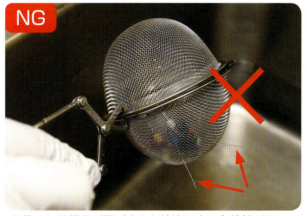
NG
▲茶こしは器具が飛び出たり洗浄不良の危険性がある。

プラスチック容器の使用は慎重に！

超音波洗浄器の振動子の種類・数によって、プラスチック容器が使用できるものとできないものがあります。取扱説明書を確認し、適切な容器を使用しましょう。

▶高出力な超音波洗浄器であれば、プラスチック容器も使用可。

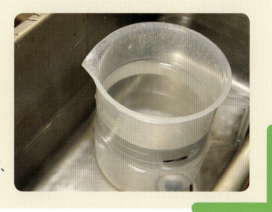

STEP 4
すすぎ・乾燥のしかた

洗浄効果を確認してから、すすぎと乾燥を行おう

- 洗剤を用いた洗浄後は、洗剤を残留させることなく十分にすすぐ。
- すすぎには純水（RO水）を使用することが望ましい。
- 乾燥は、繊維くず（リント）が残留しないように、毛羽立ちのないクロスやエアーを使用する。

Point すすぎでは、飛沫発生と針刺し事故に注意する

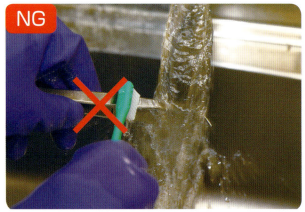

▲流水下でのすすぎでは、飛沫発生によるシンク周りの環境汚染に配慮する。

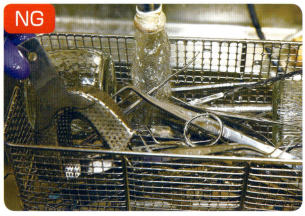

▲編みかごに入れてすすぐと、器具どうしが過度に接触し、ダメージが生じる危険性がある。

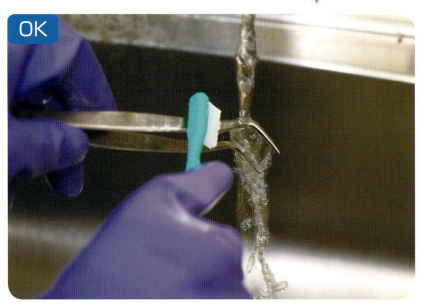

◀針刺し事故に注意しながら、ゆるやかな流水下ですすぐ。

Step 4 ▶ すすぎ・乾燥のしかた

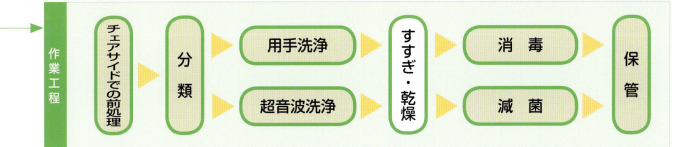

Point
タオルでの乾燥は、乾燥後に繊維が残らないようにする

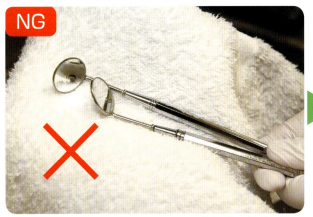

▲家庭用のふわふわなタオルでは、乾燥後に繊維が器具に付着してしまうので使用禁止。

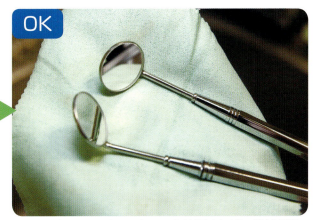

▲マイクロファイバークロスを使用すれば、繊維が器具に付着することなく乾燥させることができる。

Point
滅菌消毒室にエアーが引かれている場合は、
エアーで乾燥したほうが効率がよい

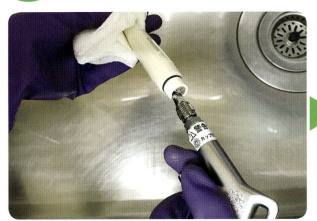

▲エアーが配管されていれば効率よく確実に乾燥させることができる。ただし、先端からの飛沫発生に注意。

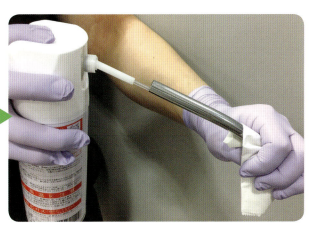

▲滅菌消毒室にエアーが引かれていなくても、エアスプレー缶（エアダスター）で代用可能。

Step 5-1
消毒のしかた

消毒薬の適切な使用について理解しよう
- 消毒（病原性微生物を殺滅すること）と滅菌（すべての微生物を殺滅すること）の違いを認識する。
- 消毒薬はスポルディングの分類に準じて適切に選択する。
- 消毒薬は希釈濃度・接触時間を遵守する。

Point スポルディングの分類にしたがって、消毒・滅菌レベルを判断する

● クリティカルレベル

骨内・歯周ポケット・観血処置部位に使用する器具 ▶ **滅菌**

▼キュレット　　　▼外科器具　　　▼ハンドピース

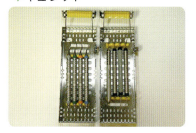 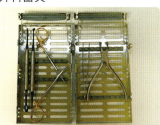 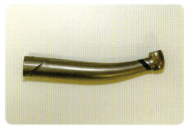

● セミクリティカルレベル

舌・歯肉・頬粘膜などに接触する器具 ▶ **中水準消毒**

▼印象用トレー　　　▼咬合紙ホルダー　　　▼インジケータ

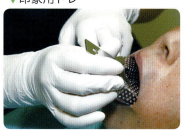 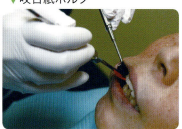 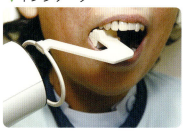

● ノンクリティカルレベル

口唇・顔・脇の下などで使用する器具 ▶ **低水準消毒**

▼体温計

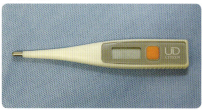 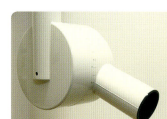

◀エックス線写真撮影機器（コーン）

Step 5-1 ▶ 消毒のしかた

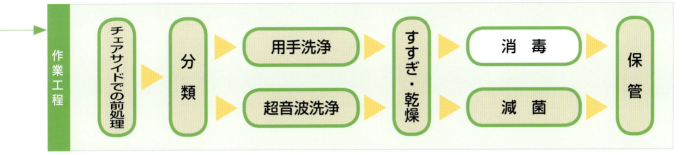

Point
器具は消毒液中に完全に浸しておく

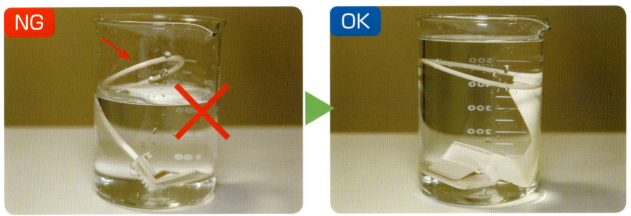

▲消毒液からはみ出している部分はまったく消毒されないため、対象物全体が消毒薬と完全に接触していることが重要。

Point
高水準消毒は、オートクレーブ滅菌できない耐熱性の低い器具が対象

	注意点
過酢酸	●金属への使用は腐食の危険性があるので不可。 ●希釈濃度を守る（取扱説明書に従うこと）。 ●残留物が粘膜に触れると化学熱傷が生じるため、十分なすすぎが必要。
グルタラール フタラール	●消毒時は確実にフタのできる密封性の高い容器を使用し、気化したガスの吸引に注意する。 ●プラスチックに吸着するため、消毒後は十分なすすぎが必要。 ●残留物が粘膜に触れると化学熱傷が生じるため、十分なすすぎが必要。

高レベル消毒をした後はすすぎを徹底する

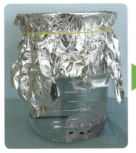 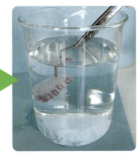

◀インプラント埋入時に使用するサージカルガイドは、高レベル消毒薬による消毒後、滅菌精製水を用いて消毒薬の残留がないように十分にすすぐ。

◀詳細は、サージカルガイドの添付文書を参照のこと。

Point 中水準消毒は、粘膜に使用する耐熱性の低い器具に行う

	注意点
次亜塩素酸ナトリウム	●漂白作用があるので消毒後は水洗が必要。 ●浸漬消毒にはフタつきの容器を用いる。 ●有毒な塩素ガスが発生するため、酸性洗剤とは併用しない。 ●クロルヘキシジングルコン酸塩と反応すると褐色の着色物質が付着する。
消毒用エタノール	●引火性があるため、使用時は火気に注意する。 ●粘膜や損傷した皮膚に刺激性があるため、これらの部位への使用は禁忌。
イソプロパノール	●引火性があるため、使用時は火気に注意する。 ●粘膜や損傷した皮膚に刺激性があるため、これらの部位への使用は禁忌。

Point 低水準消毒は、皮膚に接触する器具・器材に行う

	注意点
クロルヘキシジングルコン酸塩	●粘膜への使用は禁忌。 ●次亜塩素酸ナトリウムと反応すると褐色の着色物質が付着する。
ベンザルコニウム塩化物	●抵抗性を示す菌が存在するので、適応範囲に注意する（使用時は添付文書参照のこと）。 ●陰イオン界面活性剤（石鹸）が存在すると沈殿物が生じ、殺菌力が低下する。
両性界面活性剤	●抵抗性を示す菌が存在するので、適応範囲に注意する（使用時は添付文書参照のこと）。 ●陰イオン界面活性剤（石鹸）が存在すると沈殿物が生じ、殺菌力が低下する。

Step 5-1 ▶ 消毒のしかた

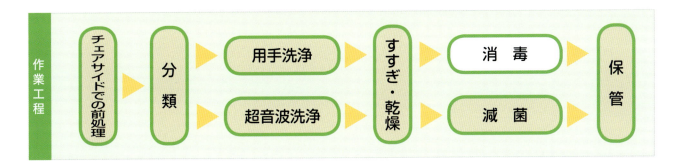

Point
使用後は、消毒薬液の保管にも気を配る

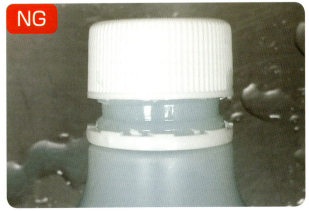

▲容器のキャップはきちんとしめる。

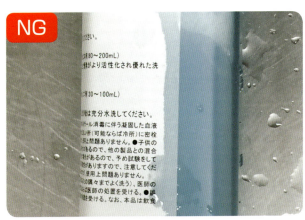

▲容器への液垂れは化学熱傷の危険がある。

きちんと整理整頓して管理することが安全への第一歩

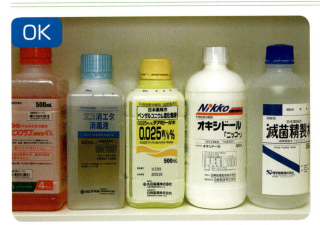

▲使用期限内に使い切るために、過剰な在庫は避ける。

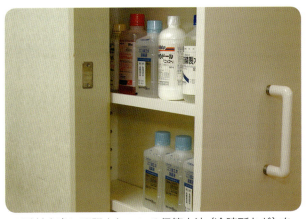

▲添付文書に明記されている保管方法（冷暗所など）を遵守する（写真は可動式の保管庫）。

 ポビドンヨードは中水準消毒薬だが、器材には使用しない

ポビドンヨードは生体消毒薬のため、器材の消毒には使用してはいけません。希釈した状態で処置部位に使用したり手指の消毒に使用しますが、ヨウ素過敏症・傷口や手荒れがひどい場合には使用を避けましょう。

なお引火性があるので、保管場所に注意しましょう。

Step 5-2

滅菌のしかた

適切な滅菌方法を理解しよう
- 被滅菌物に適した滅菌方法を選択する（蒸気滅菌・ガス滅菌・プラズマ滅菌）。
- 蒸気滅菌器使用時は、可能なかぎり高温・短時間のプログラムを選択する。
- ガス滅菌器使用時は、十分な換気を心がける。

Point セルフシール式の滅菌バッグは的確な位置で折り返す

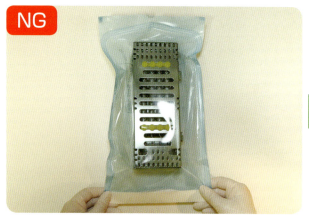
▲折り返しが浅すぎる例。

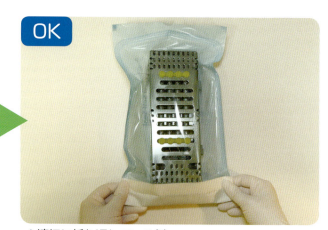
▲適切に折り返している例。

Point 加熱式の滅菌バッグはゆとりを持ってシールする

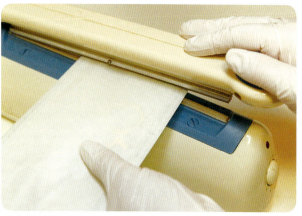
▲被滅菌物の周囲に3cm以上のゆとりをもたせる。

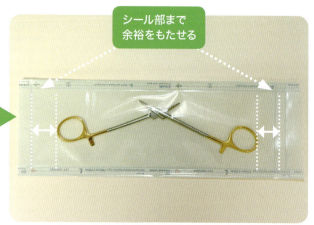
シール部まで余裕をもたせる
▲ヒンジ部を開いた状態で包装する。

Step 5-2 ▶ 滅菌のしかた

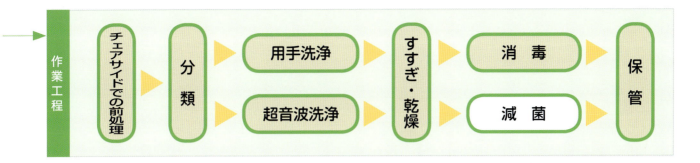

 Point 包装用ラップ材使用時は、空隙が生じないように被滅菌物に密着させる

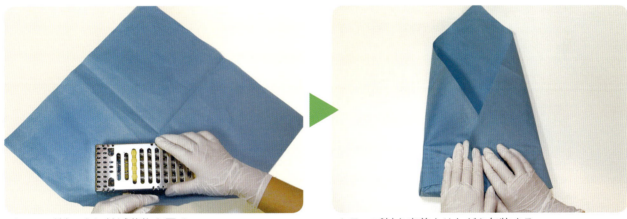

▲ラップ材の上に被滅菌物を置く。　　▲ラップ材を密着させながら包装する。

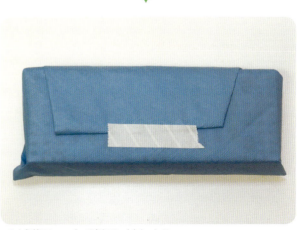

▲滅菌テープで適切に封をする。

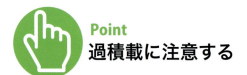
Point
過積載に注意する

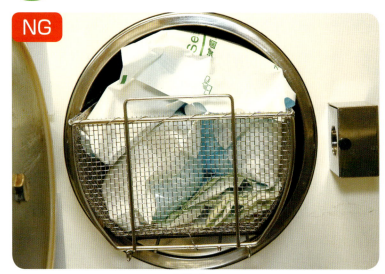

◁ 過積載は、不十分な蒸気浸透および乾燥不良の原因となる。

◁ 滅菌器の壁面に、包装材が接触しないように注意する（接触した部位はオーバーヒートによる被滅菌物の劣化に繋がる）。

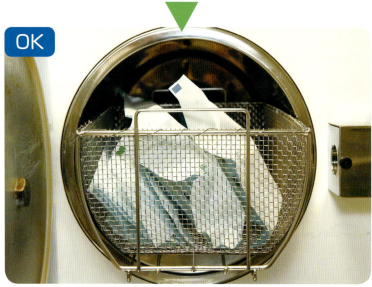

◁ 蒸気はフイルム面からではなく紙の面からのみ浸透するため、複数の滅菌バックを積載する場合は、ななめにずらしてできるかぎり重なりを減らし、紙の部分を広くとる。

◁ ラック使用時には、被滅菌物どうしの上下の間隔をあけ、確実に蒸気を浸透させる。

◁ 冷却した状態の時に、庫内の壁面をマイクロファイバークロスなどを用いて拭き取り、清潔に保つ。

Point
滅菌インジケータを用いて、滅菌保証を確認しよう

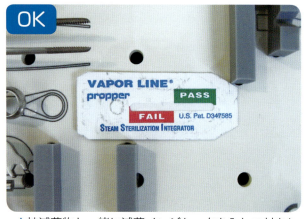
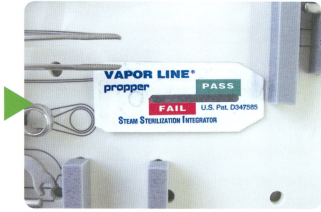

▲ 被滅菌物と一緒に滅菌インジケータを入れて封をし、滅菌器にて滅菌する。
※感熱式インクの移動により、蒸気浸透を確認することができる。

Step 5-2 ▶ 滅菌のしかた

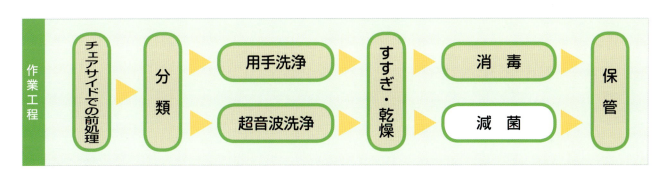

 Point
診療室で使用しているオートクレーブ滅菌器にあった使用法を徹底する

CLASS S

滅菌器メーカーが指定している器具のみ滅菌可能

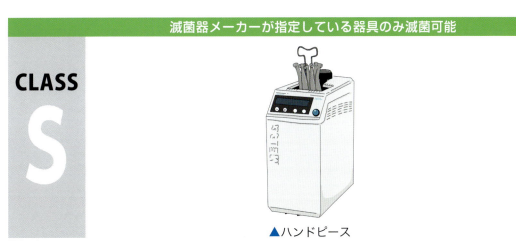

▲ハンドピース

CLASS N

非包装器具のみ滅菌可能

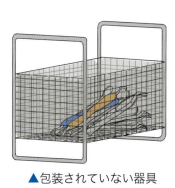
▲包装されていない器具

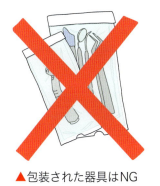
▲包装された器具はNG

CLASS B

包装器具・非包装器具を問わず滅菌可能

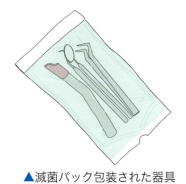
▲滅菌パック包装された器具

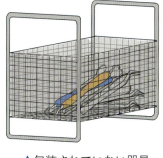
▲包装されていない器具

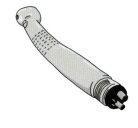
▲内腔のある器具

Step 6
保管のしかた

適切な保管方法を理解しよう
- 滅菌物と非滅菌物を区別して保管する。
- 滅菌物はホコリの付着を避け、湿度の影響を受けないように乾燥状態で保管する。
- 滅菌保証期限内に使用し、期間が過ぎた場合は再度、洗浄・包装・滅菌を行う。

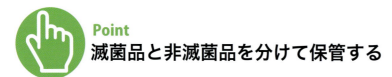

Point 滅菌品と非滅菌品を分けて保管する

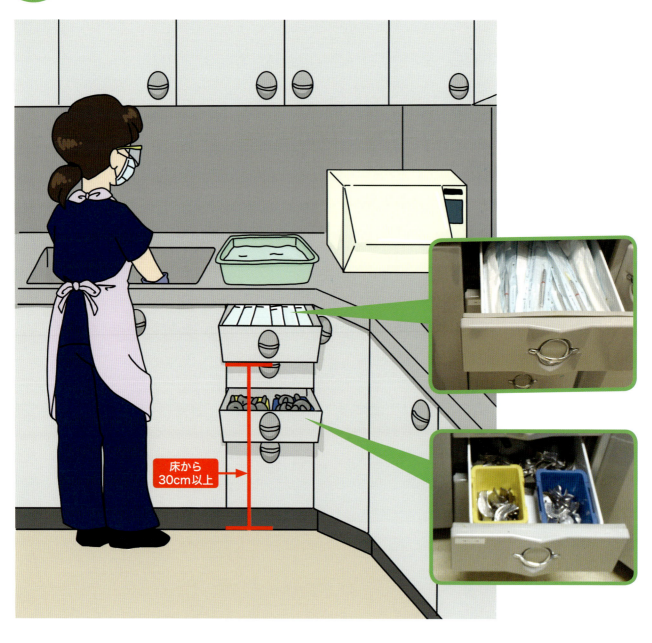

床から30cm以上

Step 6 ▶ 保管のしかた

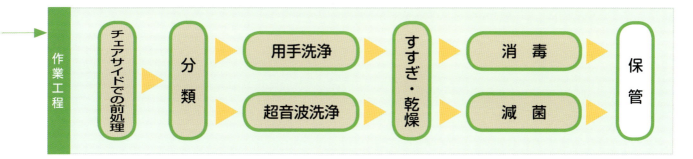

Point
保管スペース内は、整理整頓を心がける

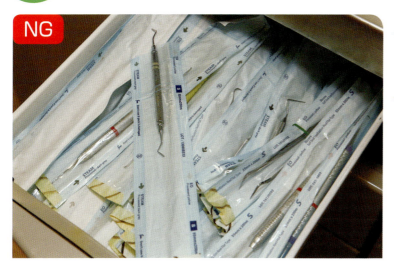

◀ 乱雑に保管すると、包装材の穿孔などに気がつかず、密閉性が低下していても気がつかないことがある。

◀ 包装材が破損していると、滅菌保証が確立されないばかりか、針刺し事故の危険性がある。

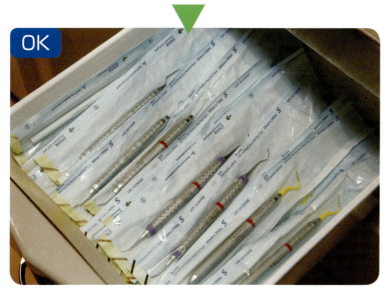

◀ 滅菌保証期限が迫っているものから取り出しやすいように整理する(例:引き出しの右から、もしくは棚の下から取り出すなど、院内のルールを設定すると無駄なく使用できる)。

◀ 処置内容ごとに必要な器材を保管しておくと時間短縮に繋がる。

チェア周りの清拭

みなさんはチェア周りの飛沫対策として、何をご使用でしょうか？ Part 2でご覧いただいてきたように、使用済みの医療用具には、患者さんの唾液や血液、組織片などのタンパク質が付着します。また注水下での切削やスプレー洗浄で口腔外へと発生する水しぶきには、タンパク質を主体とする汚染物と一緒に微生物も含まれています。つまりチェア回りの飛沫対策は、かなり難しい問題なのです。

対策としてもっとも一般的な方法は透明なビニール製品でラッピングすることですが**(図A)**、貼ったり剥がしたりに時間がかかります。では、ウエットティッシュのようなアルコール含有の清拭材にて清拭すればいいのでしょうか？ Part 2のSTEP 1でご紹介したように、タンパク質にアルコールが接触すると、化学反応が起こり凝固していきます。スルッと拭き取れてしまう汚れでも、反応後には薄い膜状になりこびりついてしまいます。そこで使用したいものは、アルコールが使われていない清拭材です**(図B)**。ウエットティッシュのように蓋を開けて1枚ずつ取り出し、清拭後は使い捨てるというもので、主成分として4価アンモニウム塩や過酸化水素が使用されているものが流通しています。1枚でもチェア周りを十分に拭けるくらい丈夫です。

また別な方法としては、極細の繊維を編みこんで作られているマイクロファイバークロスの活用です**(図C)**。微細な繊維の隙間に汚れを掻き取って取り込みます。乾燥状態でも、水や希釈した消毒液でぬらしても使用することができ、使用後は洗剤を用いて洗浄した後に乾燥・保管して再利用します。各施設での使用に合わせ、カットして大きさを調整することも可能です。

感染管理の本来の目的には、コスト管理とともに効率化があります。要・不要を見極め、それぞれの施設で最適なものを模索してみましょう。

COLUMN

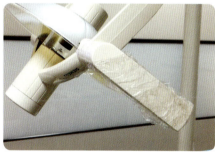

図A●ラッピング材で包み込んだ例。アピールツールにはなるが、毎回剥がして巻き替える手間がかかる。

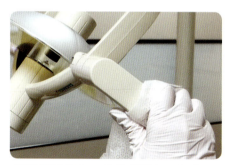

図B●アルコールを使用していない清拭材による清拭の例。

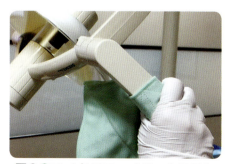

図C●マイクロファイバークロスによる清拭の例。

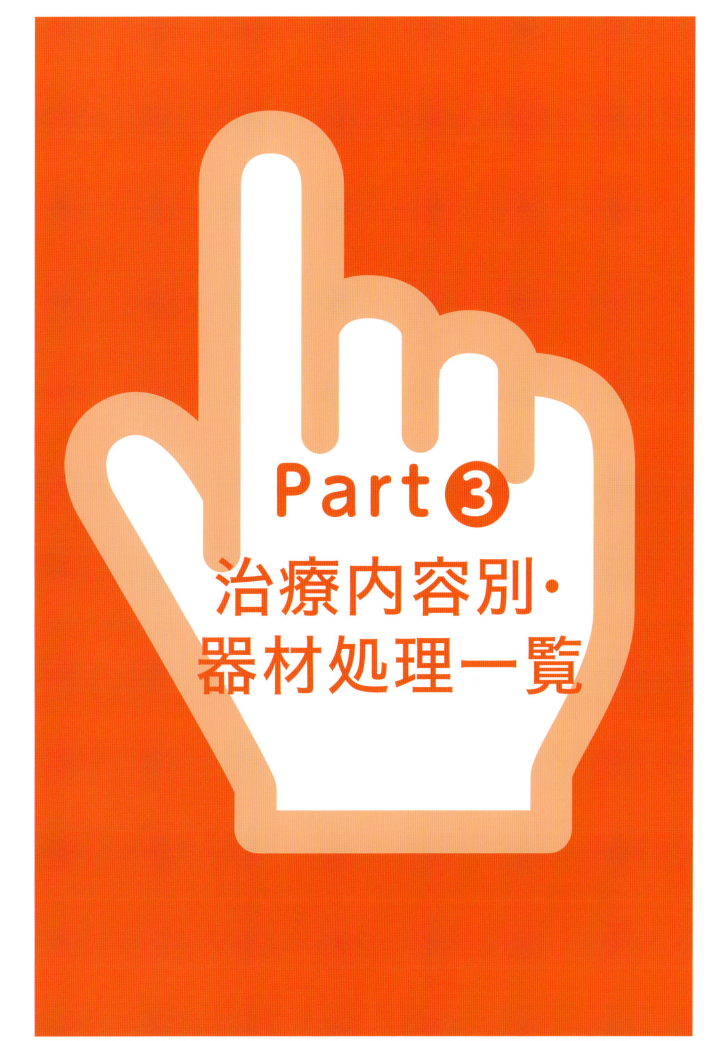

Chapter 1
基本セット

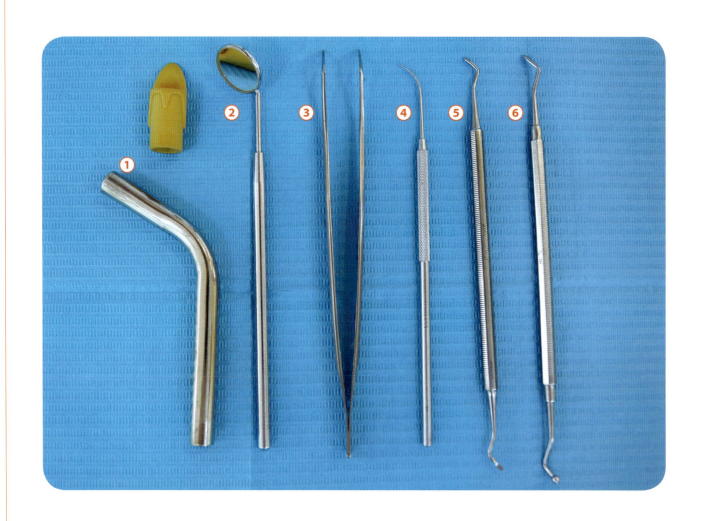

 Point
ミラーの表面はチェアサイドで前処理する

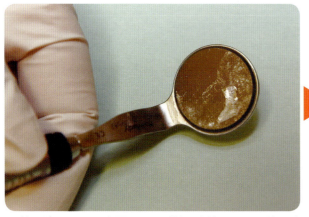 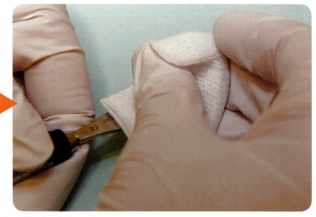

- 使用済みミラー表面には、唾液・血液のほか、染め出し液・薬剤・歯科用材料が付着しているため、チェアサイドにて早めに水で湿らせたガーゼなどで拭き取り、汚染物を固着させないように注意する。
- アルコールワッテを使用するとタンパク質凝固の危険性があるので、使用しない。

Chapter 1 ▶ 基本セット

Part 3 治療内容別・器材処理一覧

器材名	廃棄	清浄化		洗浄		消毒	滅菌	注意事項
		清拭	水洗	洗浄す乾	WD	中		
❶バキュームチップ				● または	●		●	下記Point参照
❷ミラー				● または	●		●	アルカリ性洗剤は不適 凹凸部に注意
❸歯科用ピンセット				● または	●		●	先端内側のセメントなどの残りに注意
❹探針				● または	●		●	セメントの残留に注意
❺エキスカベータ				● または	●		●	
❻ストッパー				● または	●		●	

※**洗浄す乾** ➡ 洗浄（用手もしくは超音波）・すすぎ・乾燥　　**WD** ➡ ウオッシャーディスインフェクター（自動洗浄消毒器）

 Point バキュームチップは洗剤に浸漬後、内部を試験管ブラシで洗浄する

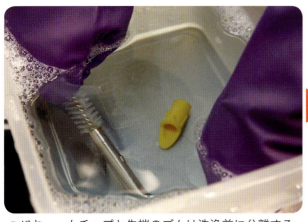
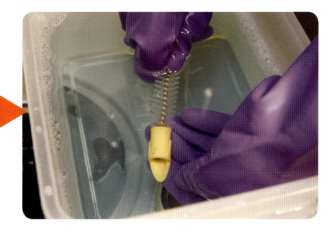

- バキュームチップと先端のゴムは洗浄前に分離する。
- バキュームチップの内壁には汚染物が固着する危険性があり、十分な洗浄が必要。
- 必ず医療用洗剤を使用し、浸漬後、試験管ブラシを用いてブラッシングを行う。

Chapter 2
レジン充填

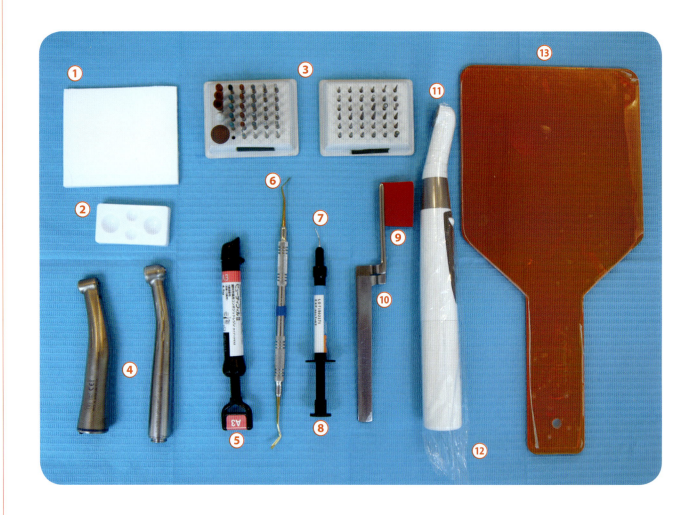

Point
コンポジットレジンシリンジ本体は清拭し、チップは廃棄する

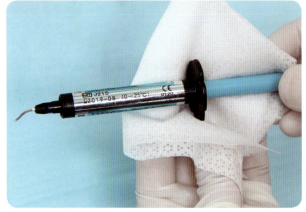

- シリンジ本体は、直接、粘膜には接触しないため、チェアサイドにて低水準消毒薬（アルコールなど）による清拭で対応する。

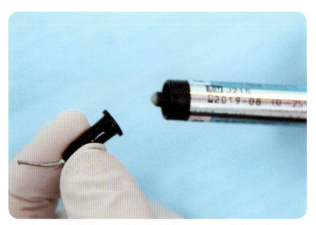

- チップは唾液による汚染があるため、使用のたびに廃棄する。

Chapter 2 ▶ レジン充填

Part3 治療内容別・器材処理一覧

器材名	廃棄		清浄化		洗浄		消毒	滅菌	注意事項
	一般	感染	清拭	水洗	洗浄す乾	WD	中		
❶紙練板	●								
❷ディッシュ		●			● または	●	● または	●	リユースのものは、洗浄後、中水準消毒または滅菌
❸バー					● または	●		●	サビやすいので注意
❹ハンドピース					● または	●		●	超音波洗浄は不可 ウオッシャブルマークを確認
❺レジン（ペースト）			●						積層する場合は紙練板に出して使用し、直接容器から取らない
❻レジン充填器					● または	●		●	先端へのレジン残留に注意 （使用後チェアサイドで拭き取る）
❼シリンジ先端		●							
❽レジンシリンジ			●						
❾咬合紙		●							
❿咬合紙ホルダー					● または	●	● または	●	洗浄後、中水準消毒または滅菌 咬合紙把持部（ギザ）の凹凸への色残りに注意
⓫光照射器			●						カバーを外してから清拭する
⓬光照射器用カバー		●							
⓭遮光板			●						

※**洗浄す乾** ➡ 洗浄（用手もしくは超音波）・すすぎ・乾燥　　**WD** ➡ ウオッシャーディスインフェクター（自動洗浄消毒器）

Point
コンポジットレジンは紙練板に出してから使用する

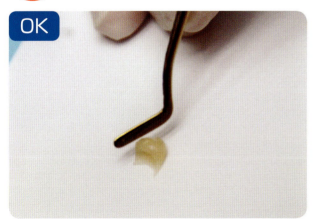

OK
- コンポジットレジンは、原則的に紙練板に出してから充填器を用いて使用する。

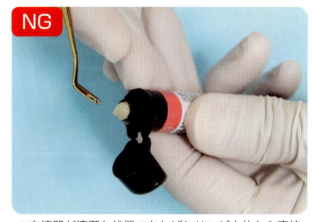

NG
- 充填器が清潔な状態であればシリンジ本体から直接取り出してもよいが、一度口腔内で使用した充填器を再度接触させると、コンポジットレジンが唾液により汚染される危険がある。

Chapter 3
根管治療

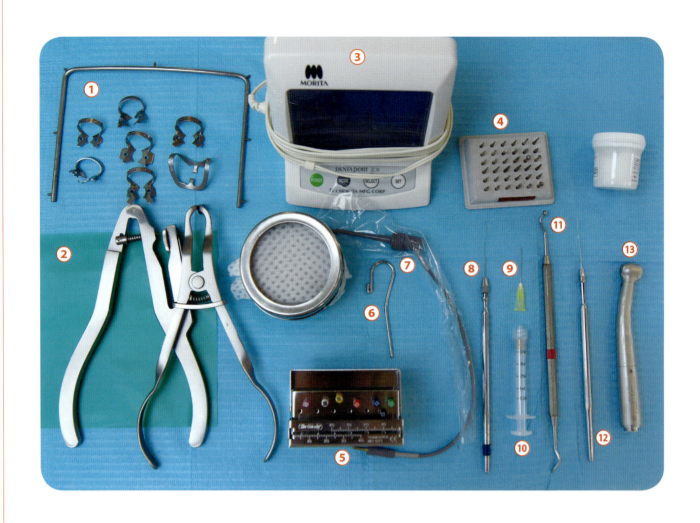

 Point
根管長測定器のリーマークリップは、メーカー指示にならい処理する

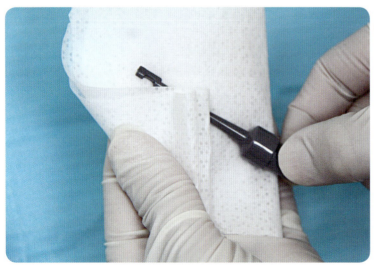

● リーマークリップの洗浄・滅菌に関しては、必ずメーカーの指示に従い行う。

Chapter 3 ▶ 根管治療

Part 3 治療内容別・器材処理一覧

器材名	廃棄		清浄化		洗浄		消毒	滅菌	注意事項
	一般	感染	清拭	水洗	洗浄す乾	WD	中		
❶ ラバーダム防湿用器具一式					● または	●		●	
❷ ラバーダムシート	●				● または	●		●	
❸ エンドメーター			●						
❹ バー					● または	●		●	サビやすいので注意
❺ ファイル類					● または	●		●	未使用のリーマー・ファイルも同様に処理する
❻ 口角導子					● または	●		●	
❼ リーマークリップ					● または	●	●	●	滅菌可能なものは滅菌する（メーカー指示を確認する）
❽ ブローチ					● または	●		●	
❾ 洗浄用ニードル		●							
❿ 洗浄用シリンジ		●			● または	●		●	ガラス製は洗浄後、滅菌しディスポーザブル製品は廃棄する
⓫ 仮封剤用充填器					● または	●		●	
⓬ クレンザー	●								
⓭ ハンドピース					● または	●		●	内部の洗浄についてはウオッシャブルマークを確認

※ **洗浄す乾** ➡ 洗浄（用手もしくは超音波）・すすぎ・乾燥　　**WD** ➡ ウオッシャーディスインフェクター（自動洗浄消毒器）

Point
使用したクレンザー、ラバーダムシートは廃棄する

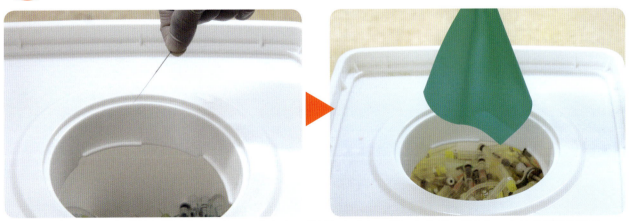

● 根管治療において無菌的処置は必須であることから、使用したクレンザーとラバーダムシートは必ず廃棄する。

Chapter 4
形成〜印象〜仮封

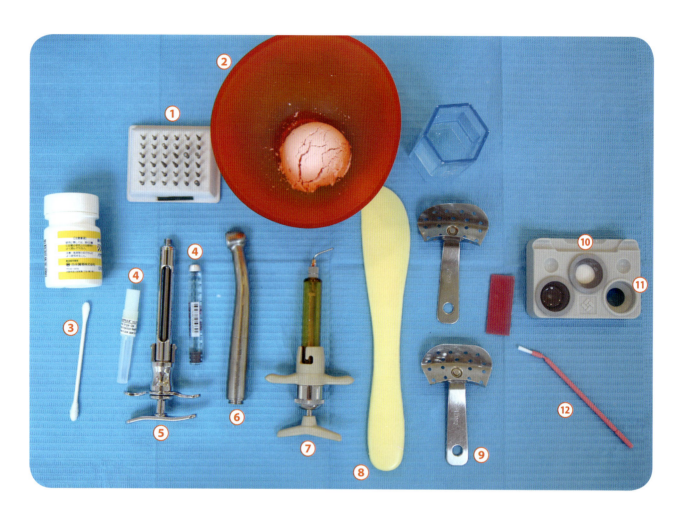

 Point
再使用するディッシュに残ったレジン粉末・液は、チェアサイドで前処理する

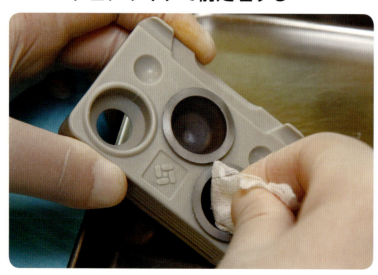

● 使用後、ディッシュに残ったレジン粉末・液は、乾燥したワッテで拭き取る。

Chapter 4 ▶ 形成〜印象〜仮封

治療内容別・器材処理一覧

器材名	廃棄		清浄化		洗浄		消毒	滅菌	注意事項
	一般	感染	清拭	水洗	洗浄す乾	WD	中		
❶バー					● または	●		●	サビやすいので注意
❷ラバーボール				●					
❸表面麻酔用綿棒		●							
❹注射針・麻酔用カートリッジ		●							
❺麻酔用注射器					● または	●		●	
❻ハンドピース					● または	●		●	超音波洗浄は不可 ウオッシャブルマークを確認
❼寒天用シリンジ					● または	●	● または	●	硬化後に残留している寒天に唾液が付着しないように注意
❽スパチュラ				●					水洗後、乾燥させる
❾印象用トレー					● または	●		●	材質がアルミニウムの場合は、アルカリ性洗剤は不可
❿即時重合型仮封剤		●							
⓫ディッシュ		●			● または	●	● または	●	リユースのものは、洗浄後、中水準消毒または滅菌
⓬レジン用筆（ディスポーザブル）		●							

※**洗浄す乾** ➡ 洗浄（用手もしくは超音波）・すすぎ・乾燥　　**WD** ➡ ウオッシャーディスインフェクター（自動洗浄消毒器）

Point
ディスポ製品は必ず廃棄し、再使用する器具はチェアサイドで前処理する

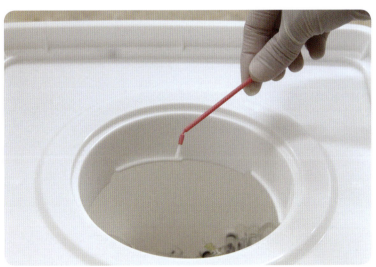

● 使用済みのレジン用筆（ディスポーザブル製品）は必ず廃棄する。

Chapter 5
シリコーン印象

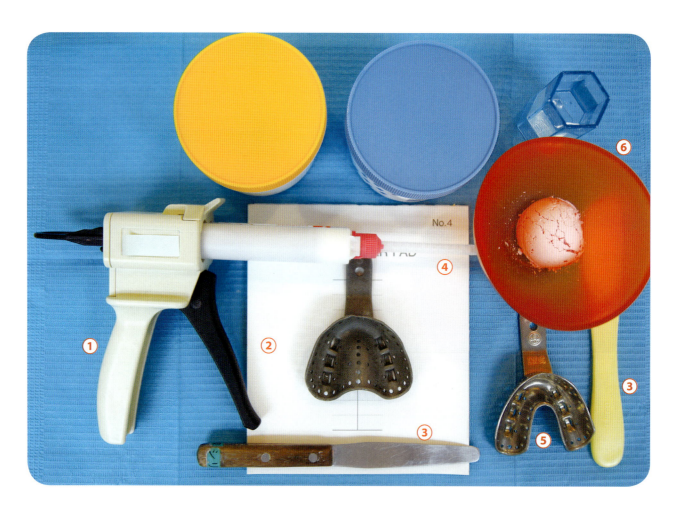

 Point
シリコーン印象材用ガンとスパチュラは、硬化前にチェアサイドで拭き取る

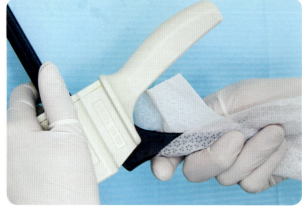

- 口腔粘膜や皮膚に直接接触することがないことから、使用後は清潔に保つために、水でぬらしたペーパータオルで拭き取る。

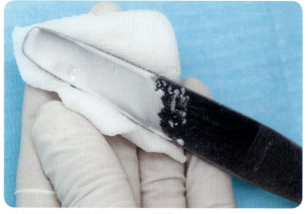

- スパチュラはシリコーン印象材が硬化する前に、水でぬらしたガーゼで拭き取る。

Chapter 5 ▶ シリコーン印象

Part3 治療内容別・器材処理一覧

器材名	廃棄		清浄化	洗浄		消毒		滅菌	注意事項
	一般	感染	清拭	水洗	洗浄す乾	WD	中		
❶ シリコーン印象材用ガン			●						
❷ 紙練板	●								
❸ スパチュラ				●					水洗後、乾燥させる
❹ シリコーン印象材用チップ		●							唾液が付着している危険性があるため、必ず廃棄する
❺ 印象用トレー		●			●	●		●	材質がアルミニウムの場合は、アルカリ性洗剤は不可。個人トレーの場合は、使用後廃棄する
						または			
❻ ラバーボール				●					水洗後、乾燥させる

※ **洗浄す乾** ➡ 洗浄（用手もしくは超音波）・すすぎ・乾燥　　**WD** ➡ ウオッシャーディスインフェクター（自動洗浄消毒器）

Point
アルジネート印象材用のラバーボールとスパチュラは水洗する

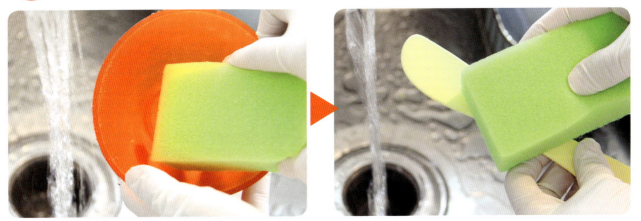

- 練和後、印象材が硬化する前に、ラバーボール・スパチュラ表面からアルジネート印象材を除去し、水洗する。
- 洗浄後は、ペーパータオルで拭き上げ乾燥させる。

Chapter 6
補綴物の装着

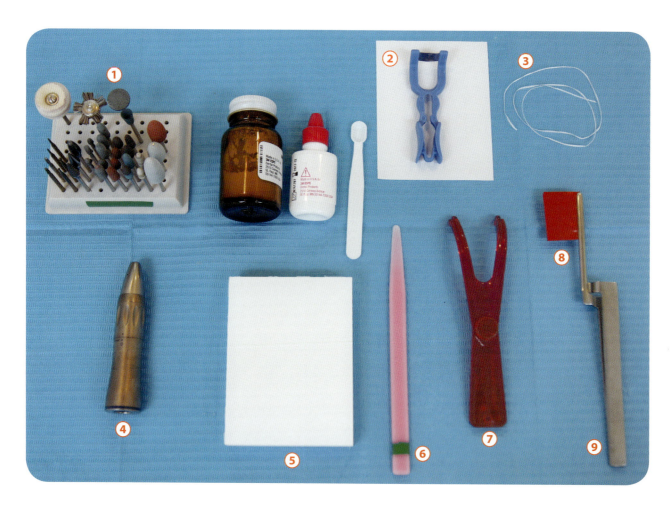

 Point
咬合紙ホルダーは、チェアサイドで前処理を行ってから洗浄・滅菌する

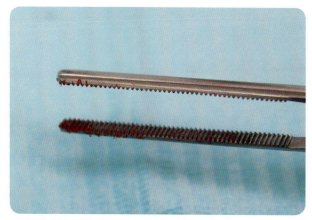

- 咬合紙を廃棄後、咬合紙把持部（ギザ）の部分に色残りがある場合は、チェアサイドにて水でぬらしたワッテで拭き取る。

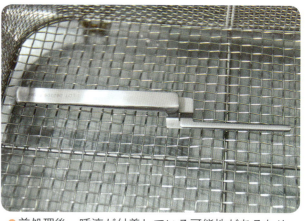

- 前処理後、唾液が付着している可能性があるため、医療用洗剤を用いて洗浄を行った後、滅菌する。

器材名	廃棄		清浄化		洗浄		消毒	滅菌	注意事項
	一般	感染	清拭	水洗	洗浄す乾	WD	中		
❶調整用バー					● または	●		●	サビやすいので注意
❷コンタクトゲージ					● または	●		●	
❸デンタルフロス		●							
❹ハンドピース					● または	●		●	超音波洗浄は不可 ウオッシャブルマークを確認
❺紙練板	●								
❻スパチュラ				●					水洗後、乾燥させる
❼フロスホルダー					● または	●	●		WD適用かどうか耐熱温度を確認
❽咬合紙		●							
❾咬合紙ホルダー					● または	●	● または	●	洗浄後、中水準消毒または滅菌 咬合紙把持部（ギザ）の凹凸への色残りに注意

※**洗浄す乾** ➡ 洗浄（用手もしくは超音波）・すすぎ・乾燥　　**WD** ➡ ウオッシャーディスインフェクター（自動洗浄消毒器）

Point
スパチュラは、硬化前にチェアサイドで拭き取る

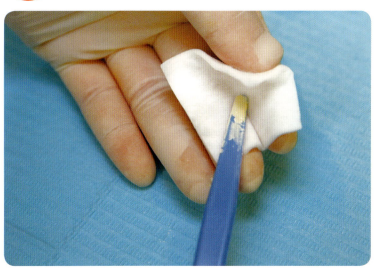

- セメントが硬化してしまうと、除去するためには過度なブラッシングをしなければならず、表面が傷つき、スパチュラ劣化の原因になる。

Chapter 7
咬合採得

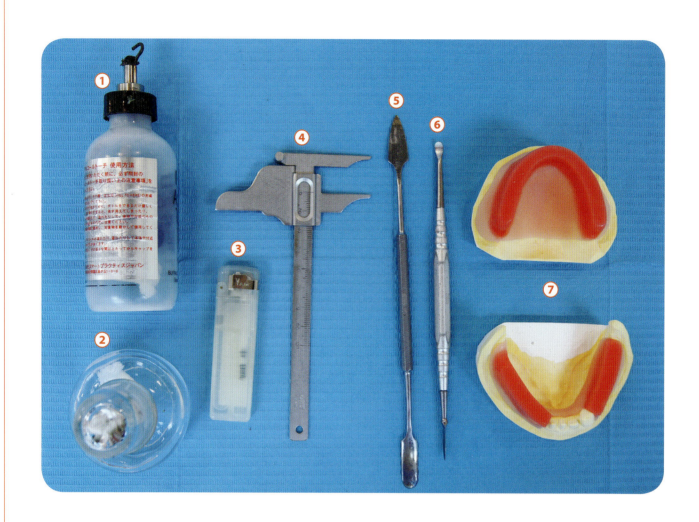

 Point
処置中に唾液付着の可能性のある器具は、医療用洗剤で洗浄を行う

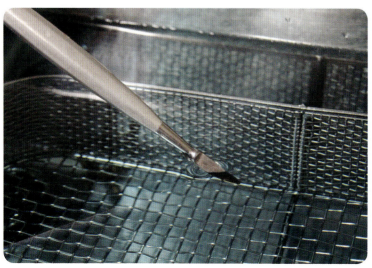

- ワックススパチュラやカービングナイフの刃部およびハンドル部分には唾液付着の可能性があるため、洗浄後、消毒または滅菌を行う（ただし、器具によっては滅菌不可のものもあるため、取扱説明書を確認すること）。

Chapter 7 ▶ 咬合採得

Part3 治療内容別・器材処理一覧

器材名	廃棄		清浄化		洗浄		消毒	滅菌	注意事項
	一般	感染	清拭	水洗	洗浄す乾	WD	中		
❶ トーチランプ			●						
❷ アルコールランプ			●						
❸ ライター			●						
❹ バイトゲージ					● または	●			分解可能なバイトゲージは、分解後、洗浄を行う
❺ ワックススパチュラ					● または	●	● または	●	用手洗浄の場合は、耐熱温度や在庫数により、洗浄後に中水準消毒または滅菌する
❻ カービングナイフ					● または	●	● または	●	処理中に刃部で怪我をしないように注意する
❼ 咬合床				●					熱による変形などに注意する

※**洗浄す乾** ➡ 洗浄（用手もしくは超音波）・すすぎ・乾燥　　**WD** ➡ ウオッシャーディスインフェクター（自動洗浄消毒器）

Point
咬合採得終了後の咬合床は、水洗により唾液を排除する

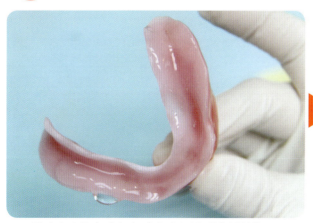
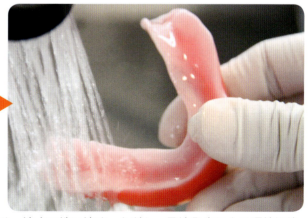

- 口腔内から取り出した咬合床には唾液が付着しているため、流水で洗い流す。ただし、飛沫発生による環境汚染に注意する。

Chapter 8
義歯調整

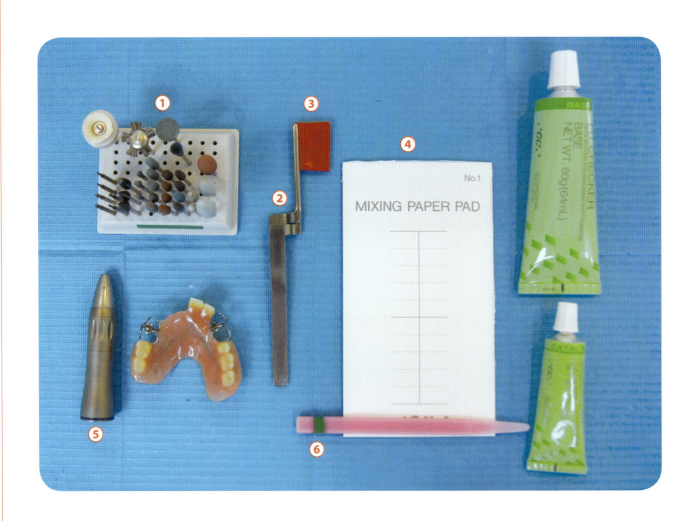

 Point
スパチュラに付着した適合試験材はチェアサイドで前処理を行う

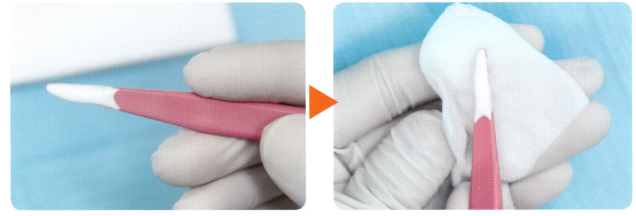

● 適合試験材は硬化する前に水でぬらしたワッテで拭き取る。

器材名	廃棄		清浄化		洗浄		消毒	滅菌	注意事項
	一般	感染	清拭	水洗	洗浄す乾	WD	中		
❶調整用バー					● または			●	サビやすいので注意
❷咬合紙ホルダー					● または	●	● または	●	洗浄後、中水準消毒または滅菌 咬合紙把持部（ギザ）の凹凸への色残りに注意
❸咬合紙		●							
❹紙練板	●								
❺ハンドピース					● または	●		●	超音波洗浄は不可 ウオッシャブルマークを確認
❻スパチュラ				●					水洗後、乾燥させる

※**洗浄す乾** ➡ 洗浄（用手もしくは超音波）・すすぎ・乾燥　　**WD** ➡ ウオッシャーディスインフェクター（自動洗浄消毒器）

Point
唾液が付着しているおそれがあるバーは、一層削った後、医療用洗剤と超音波洗浄を併用して洗浄する。

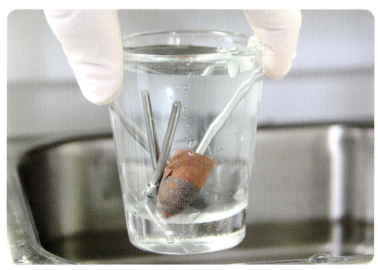

● シリコーン製ポイントは、写真のように表面に汚染物が付着したまま洗浄してはいけない。かならず表面を一層削った後に、医療用洗剤と超音波洗浄器を用いて洗浄を行う。

Chapter 9
抜歯〜縫合

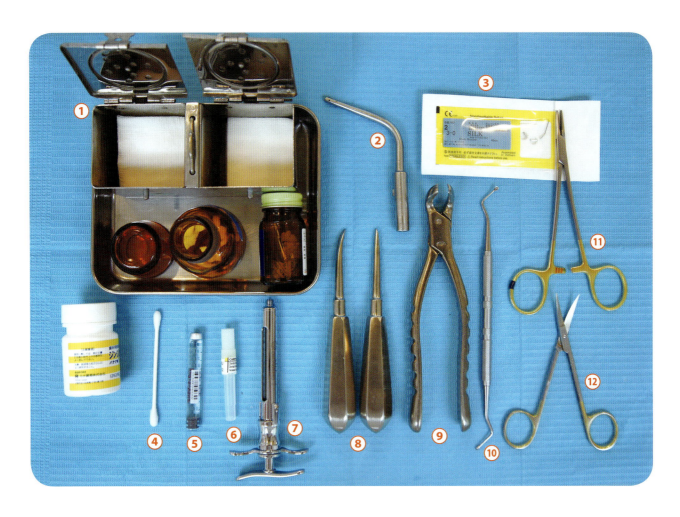

 Point
使用済み針付き縫合糸は医療用廃棄物として、
外装は普通ゴミとして廃棄する

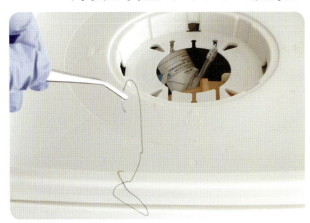

- 針付き縫合糸を廃棄する際には、必ずピンセットで把持し、針刺し事故に注意する。

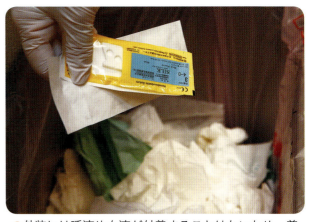

- 外装には唾液や血液が付着することはないため、普通ゴミとして処理する。

器材名	廃棄 一般	廃棄 感染	清浄化 清拭	清浄化 水洗	洗浄 洗浄す乾	洗浄 WD	消毒 中	滅菌	注意事項
❶ ガーゼ		●							
❷ 外科用バキュームチップ					● または	●		●	内部への血液の残留に注意 血液分解液の応用もよい
❸ 針付き縫合糸		●							
❹ 表面麻酔用綿棒		●							
❺ 麻酔用カートリッジ		●							
❻ 注射針		●							
❼ 麻酔用注射器					● または	●		●	
❽ エレベーター					● または	●		●	
❾ 抜歯鉗子					● または	●		●	
❿ 鋭匙					● または	●		●	
⓫ 持針器					● または	●		●	
⓬ 抜糸バサミ					● または	●		●	

※**洗浄す乾** ➡ 洗浄（用手もしくは超音波）・すすぎ・乾燥　　**WD** ➡ ウオッシャーディスインフェクター（自動洗浄消毒器）

Point
ヒンジ（ジョイント部）のある器具は、必ず開いて洗浄を行う

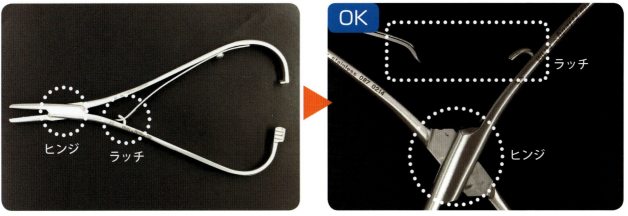

● マチュー型持針器はヒンジおよびラッチを開いた状態で洗浄するが、製品により完全に開放しないものもある。

Chapter 10
スケーリング・ルートプレーニング

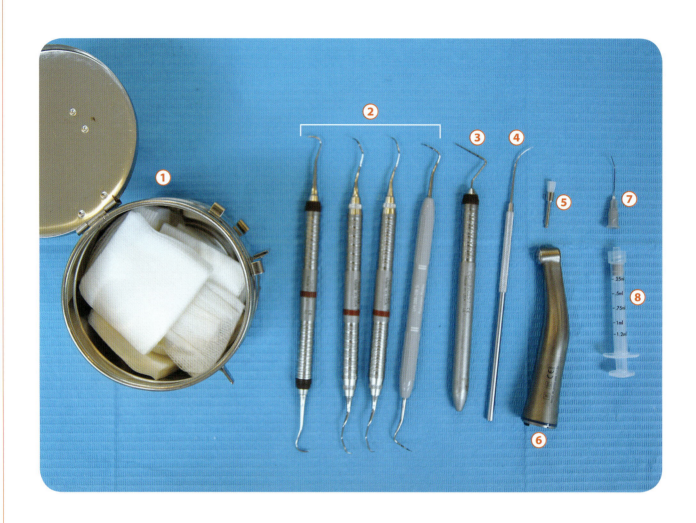

 Point
歯面研磨用ブラシはかならず感染ゴミとして廃棄する

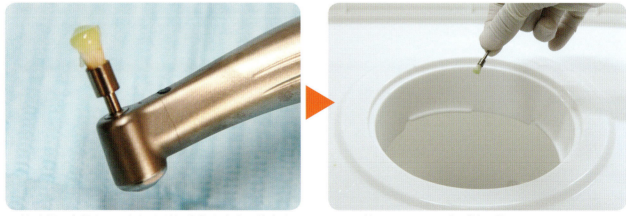

- 植毛部の内部まで入り込んだ汚染物を完全に除去することは不可能であるため、必ず使い捨てにする。
- 唾液・血液が付着している可能性があるため、医療用廃棄物として処理する。

Chapter 10 ▶ スケーリング・ルートプレーニング

器材名	廃棄		清浄化		洗浄		消毒	滅菌	注意事項
	一般	感染	清拭	水洗	洗浄す乾	WD	中		
❶ガーゼ		●							
❷ハンドスケーラー					● または	●		●	
❸プローブ					● または	●		●	
❹深針					● または	●		●	
❺歯面研磨用ブラシ		●							
❻ハンドピース					● または	●		●	超音波洗浄は不可 ウオッシャブルマークを確認
❼洗浄用ニードル		●							
❽洗浄用シリンジ		●			● または	●		●	ガラス筒は滅菌し、ディスポーザブル製品は廃棄する

※**洗浄す乾** ➡ 洗浄（用手もしくは超音波）・すすぎ・乾燥　　**WD** ➡ ウオッシャーディスインフェクター（自動洗浄消毒器）

Point
使用済み器材は早めに処理する

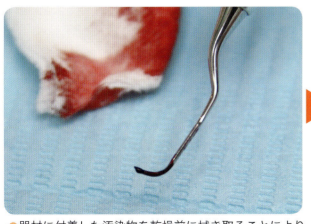
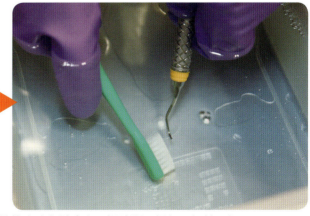

- 器材に付着した汚染物を乾燥前に拭き取ることにより、洗浄をより確実かつ短時間で行うことができる。
- 器材表面に汚染物が長時間付着していると、器材の腐食につながる危険性がある。
- アルコールは唾液・血液中のタンパク質を凝固させ、洗浄不良になることから、アルコールワッテによる拭き取りは避ける。

Chapter 11
歯周外科処置

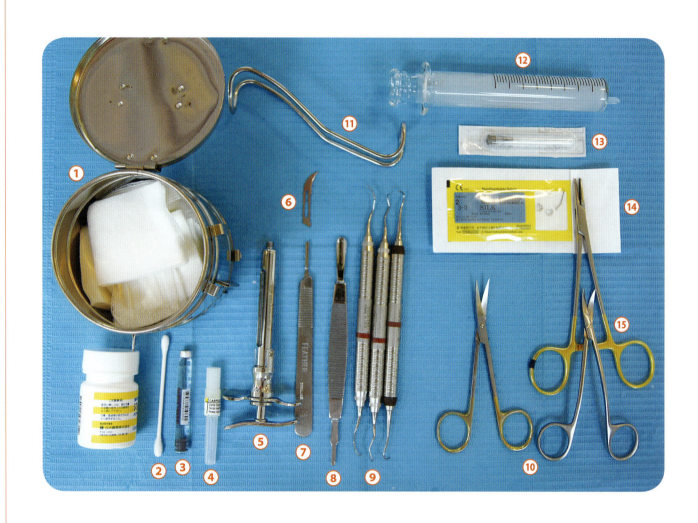

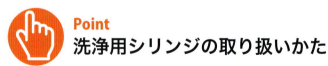

Point
洗浄用シリンジの取り扱いかた

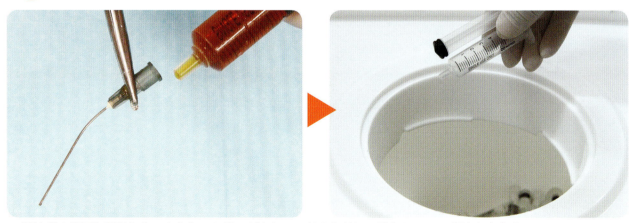

- 薬液が広範囲に飛散しないように、シリンジからニードルを外し、残留している薬液を廃棄する。
- ニードルおよびディスポーザブルのシリンジは必ず使い捨てにする。

Chapter 11 ▶ 歯周外科処置

Part3 治療内容別・器材処理一覧

器材名	廃棄		清浄化		洗浄		消毒	滅菌	注意事項
	一般	感染	清拭	水洗	洗浄す乾	WD	中		
❶ ガーゼ		●							
❷ 表面麻酔用綿棒		●							
❸ 麻酔用カートリッジ		●							
❹ 注射針		●							
❺ 麻酔用注射器					● または	●		●	
❻ メス刃		●							
❼ メスホルダー					● または	●		●	
❽ 剝離子					● または	●		●	
❾ ハンドスケーラー					● または	●		●	
❿ 歯肉バサミ					● または	●		●	
⓫ 口角鈎					● または	●		●	
⓬ 洗浄用シリンジ		●			● または	●		●	ガラス筒は滅菌し、ディスポーザブル製品は破棄する
⓭ 洗浄用ニードル		●							
⓮ 針付き縫合糸		●							
⓯ 持針器					● または	●		●	

※**洗浄す乾** ➡ 洗浄（用手もしくは超音波）・すすぎ・乾燥　　**WD** ➡ ウオッシャーディスインフェクター（自動洗浄消毒器）

Chapter 12
インプラント埋入手術

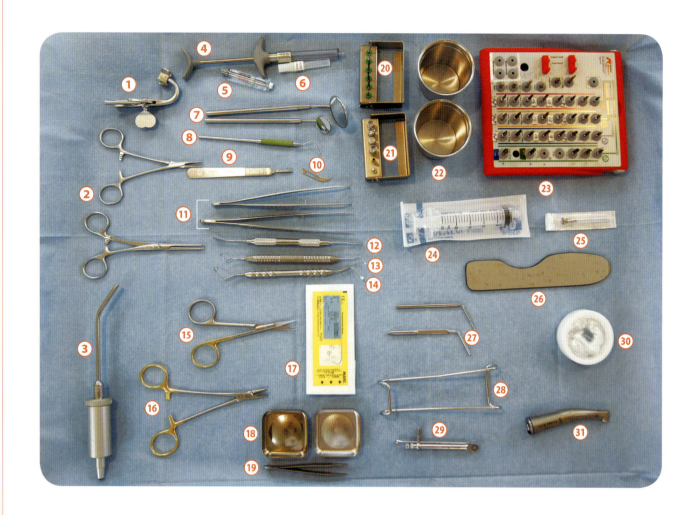

器材名	廃棄		清浄化		洗浄		消毒	滅菌	注意事項
	一般	感染	清拭	水洗	浸超す乾	WD	中		
❶バイトブロック					● またけ	●		●	
❷ペアン類					● または	●		●	
❸外科用バキューム					● または	●		●	
❹麻酔用注射器					● または	●		●	
❺麻酔用カートリッジ		●							
❻注射針		●							
❼ミラー類					● または	●		●	

器材名	廃棄		清浄化		洗浄		消毒	滅菌	注意事項
	一般	感染	清拭	水洗	洗浄す乾	WD	中		
❽ プローブ					● または	●		●	
❾ メスホルダー					● または	●		●	
❿ メス刃		●							
⓫ ピンセット					● または	●		●	
⓬ 剝離子					● または	●		●	
⓭ ボーンチゼル					● または	●		●	
⓮ 鋭匙					● または	●		●	
⓯ 歯肉バサミ					● または	●		●	
⓰ 持針器					● または	●		●	
⓱ 針付き縫合糸		●							
⓲ チタン・ステンレスボウル					● または	●		●	
⓳ チタンピンセット					● または	●		●	
⓴ 骨切削用バー					● または	●		●	
㉑ ドライバー類					● または	●		●	
㉒ ステンレスコップ					● または	●		●	
㉓ 骨切削用器具一式					● または	●		●	
㉔ 注水用シリンジ		●			● または	●		●	ガラス筒は滅菌し、ディスポーザブル製品は破棄する
㉕ 注水用ニードル		●						●	
㉖ 写真用ミラー					● または	●		●	反射膜保護の観点から、酸性、アルカリ性、塩素系の使用は望ましくない
㉗ インプラント・アバットメントゲージ					● または	●		●	
㉘ 口角鈎					● または	●		●	
㉙ ラチェットレンチ					● または	●		●	分解可能なものは分解して洗浄
㉚ コードカバー			●						
㉛ ハンドピース					● または	●		●	超音波洗浄は不可 ウオッシャブルマークを確認

※**洗浄す乾** ➡ 洗浄（用手もしくは超音波）・すすぎ・乾燥　　**WD** ➡ ウオッシャーディスインフェクター（自動洗浄消毒器）

Chapter 13
フッ化物塗布

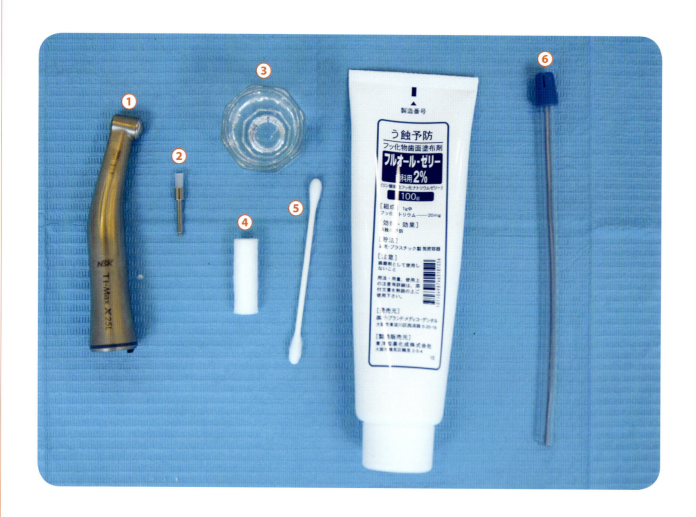

Point
唾液・血液の付着したものは感染ゴミとして廃棄する

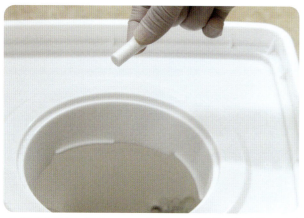
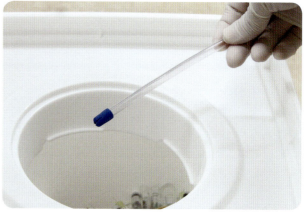

- 歯面研磨用ブラシ、ロールワッテ、綿棒、排唾管には唾液・血液が付着しているため、必ず感染ゴミとして廃棄する。
- トレー法によるフッ化物塗布の場合、使用済みトレーは感染ゴミとして廃棄する。

Chapter 13 ▶ フッ化物塗布

Part 3 治療内容別・器材処理一覧

器材名	廃棄		清浄化		洗浄		消毒	滅菌	注意事項
	一般	感染	清拭	水洗	洗浄す乾	WD	中		
❶ハンドピース					● または	●		●	超音波洗浄は不可 ウオッシャブルマークを確認
❷歯面研磨用ブラシ		●							
❸ダッペングラス		●			● または	●		●	ガラス製は洗浄後、滅菌し、 ディスポーザブル製品は廃棄する
❹ロールワッテ		●							
❺綿棒		●							
❻排唾管		●							

※**洗浄す乾** ➡ 洗浄（用手もしくは超音波）・すすぎ・乾燥　　**WD** ➡ ウオッシャーディスインフェクター（自動洗浄消毒器）

Point
フッ化物製剤を小分けにしたダッペングラスはチェアサイドで拭き取る

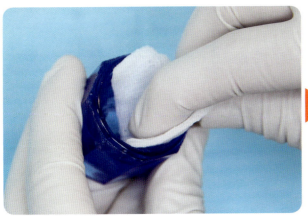
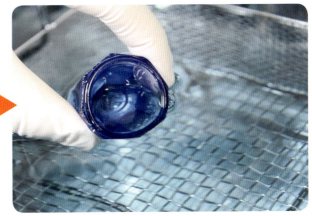

- 残留したフッ化物製剤は、洗浄前にチェアサイドでワッテまたはガーゼで拭き取る（アルコールワッテである必要はない）。

Chapter 14
小窩裂溝填塞

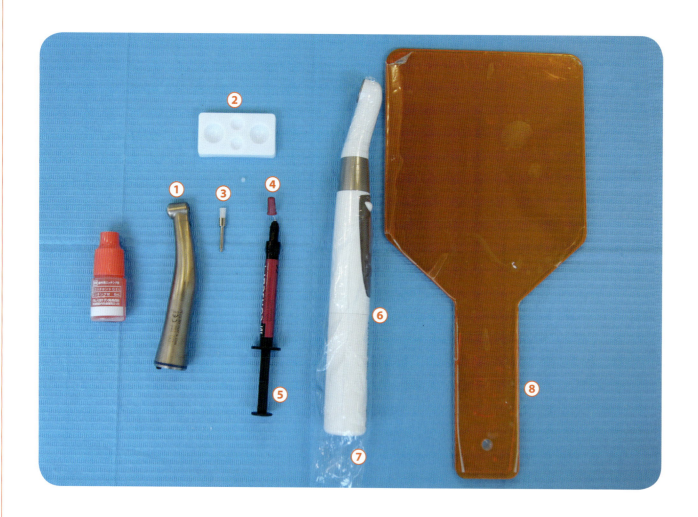

 Point
エッチング小分け用ディッシュはチェアサイドで前処理する

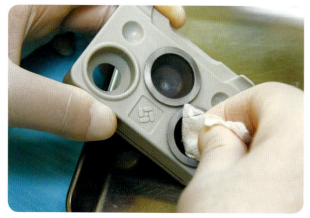

- チェアサイドで残留したエッチング材は、ワッテまたはガーゼで拭き取る（アルコールワッテである必要はない）。

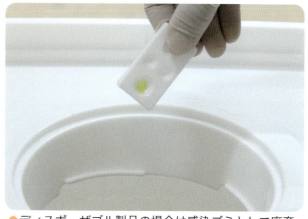

- ディスポーザブル製品の場合は感染ゴミとして廃棄する。

Chapter 14 ▶ 小窩裂溝填塞

Part 3 治療内容別・器材処理一覧

器材名	廃棄		清浄化		洗浄		消毒	滅菌	注意事項
	一般	感染	清拭	水洗	洗浄す乾	WD	中		
❶ ハンドピース					● または	●		●	超音波洗浄は不可 ウオッシャブルマークを確認
❷ ディッシュ		●			● または	●	● または	●	リユースのものは、洗浄後、中水準消毒または滅菌
❸ 歯面研磨用ブラシ		●							
❹ シーラント材のチップ		●							
❺ シーラント材			●						
❻ 光照射器			●						カバーを外してから清拭する
❼ 光照射器カバー		●							
❽ 遮光板			●						

※ **洗浄す乾** ➡ 洗浄（用手もしくは超音波）・すすぎ・乾燥　　**WD** ➡ ウオッシャーディスインフェクター（自動洗浄消毒器）

👆 Point
シーラント材本体は清拭し、チップは廃棄する

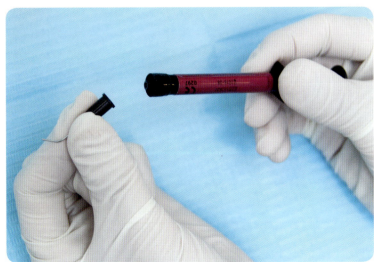

- 使用後のシーラント材本体からチップを外し、チップは感染ゴミとして廃棄する。
- シーラント材本体はワッテやガーゼで清拭する（アルコールワッテである必要はない）。

Chapter 15
歯列矯正

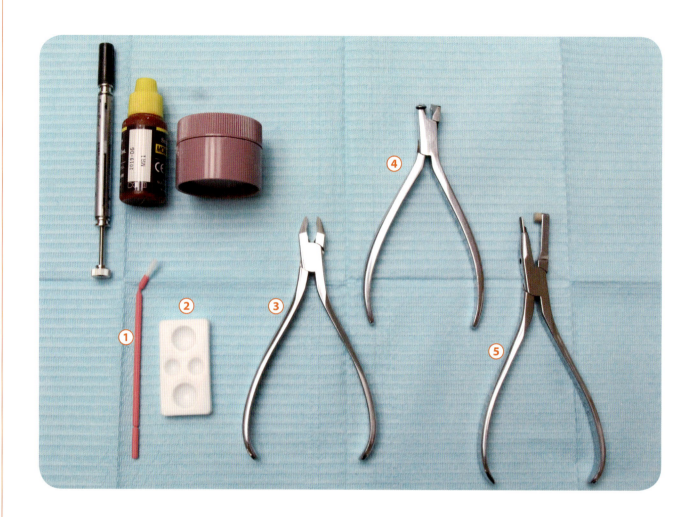

 Point ブラケットリムーバーは先端部の汚染物残留に注意する

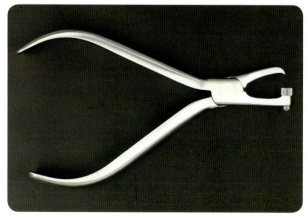

● 先端部のプラスチック部分は傷がつき汚染物が残留しやすいため、入念に洗浄する。

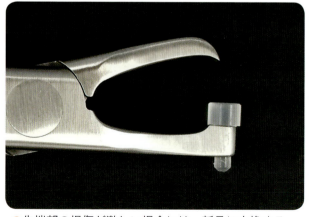

● 先端部の損傷が激しい場合には、新品に交換する。

Chapter 15 ▶ 歯列矯正

治療内容別・器材処理一覧

器材名	廃棄		清浄化		洗浄		消毒	滅菌	注意事項
	一般	感染	清拭	水洗	洗浄す乾	WD	中		
❶ ボンディング用筆		●							
❷ ディッシュ		●			● または	●	● または	●	リユースのものは、洗浄後、中水準消毒または滅菌
❸ カッター					● または	●	● または	●	
❹ エンドカッター					● または	●	● または	●	
❺ ブラケットリムーバー					● または	●	● または	●	

※ 洗浄す乾 ➡ 洗浄（用手もしくは超音波）・すすぎ・乾燥　　WD ➡ ウオッシャーディスインフェクター（自動洗浄消毒器）

Point
ヒンジ部の汚染物残留に注意する

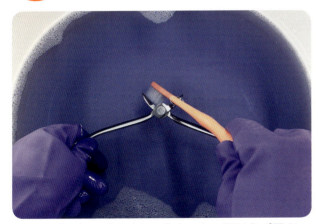

● ヒンジのあるプライヤーやカッター類は必ず開き、溶液中で洗浄する。

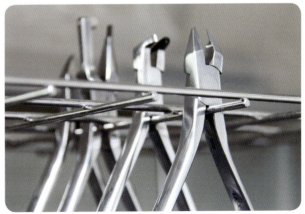

● ウォッシャーディスインフェクターで処理する場合も、ヒンジが開くようにアクセサリーを使用する。

歯列矯正用器材は滅菌する必要があるか？

Part 3のCHAPTER 15にあるように、プライヤーやエンドカッター（図A）、ブラケットリムーバー（図B）などの歯列矯正用器材は、唾液・組織片・プラークなどの汚染物を十分に洗浄し、中水準以上の消毒が必要になります。では、滅菌操作は必要なのでしょうか？

Part 2のSTEP 5-1にあるように、器材の消毒には無駄を省くという感染管理の目的を達成できるように、クリティカル（体内に使用するものが対象）・セミクリティカル（粘膜に接触するものが対象）・ノンクリティカル（傷のない皮膚に接触するものが対象）という3段階の『スポルディングの分類』と呼ばれている分類方法があります。すなわち、粘膜に接するプライヤーやカッター類であれば、十分に汚染物が洗浄された後は、中水準消毒だけでもよいといえます。特にカッター類は高圧蒸気滅菌法を繰り返すことにより切れ味が悪くなることが懸念されることから、中水準消毒にとどめておくとよいでしょう。

ただし、ここで注意すべきことは、希釈調製された消毒薬への長時間の浸漬による腐食です。丈夫なステンレス製であっても、長時間の浸漬を繰り返すと少しずつ腐食が進行し、サビの原因になりかねません。ウォッシャーディスインフェクター（図C）を使用することにより、最終すすぎの工程で熱水により高水準消毒が達成されるのであれば、消毒薬を使用したり滅菌する必要はなくなります。

ぜひ無駄や無理を省くためにどうすればいいのか、施設をあげて検討してみてください。

COLUMN

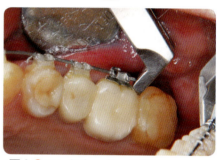

図A●エンドカッターの例。

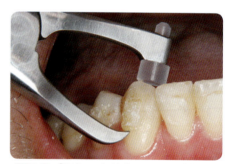

図B●ブラケットリムーバーの例。

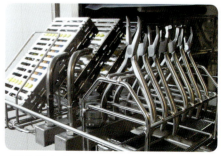

図C●ウオッシャーディスインフェクターを使用する際は、プライヤーやカッターのヒンジ部分を開くことが大事。

おわりに

　最後のページまでお読みいただき、ありがとうございました。
いかがでしたか？　少しでもご参考になれば幸いです。
　歯科用器材には、
　　①細かい
　　②形が複雑
　　③材質が複雑
　　④高価
というような特徴があり、「サビにくい」ステンレス製の鋼製小物といえども、適切な処理をしなければ腐食が発生し、長期にわたり使用することができなくなります。ほとんどすべての患者さんに使用され、歯科用器材を代表するデンタルミラーにしても、ガラスと金属の組み合わせでできており、傷がつきやすいため、取り扱いには注意が必要です。まして歯周治療用のプローブやキュレット、外科用のマイクロ器材になると、いくらお気に入りのものでも、落下による破折や変形が生じて使うことができなくなってしまいます。

　最近では人口減少と超高齢化が進み、歯周病と糖尿病・心疾患・リューマチなどの全身疾患との関わりが注目され、易感染性疾患を有して歯科を受診する患者さんがますます増加すると考えられます。また、感染症対策の最終兵器として重要な役割を担ってきた抗菌薬ですが、MRSA（メチシリン耐性黄色ブドウ球菌 Methicillin-resistant Staphylococcus aureus）、VRE（バンコマイシン耐性腸球菌 Vancomycin-resistant Enterococci）、CRE（カルバペネム耐性腸内細菌科細菌 Carbapenem-resistant Enterobacteriaceae）に代表されるように、これまでの多用により耐性を獲得した多剤耐性菌が出現したため、その使用方法を見直さなければなりません。つまり歯科疾患と同様に処置よりも予防が重要であり、そのためには現状の見直しと科学的な検証を繰り返し続けていかなければなりません。

　「病原微生物は使用済み器材のどこに存在するの？」という素朴な疑問をよく考えれば、唾液・血液・組織片こそがその温床となっており、洗剤を用いて化学的に、そしてブラシなどを用いて物理的に分解し除去することで、より質の高い滅菌効果を得ることができます。滅菌器オートクレーブは「魔法の箱」ではなく、人が作った機械であることを忘れてはいけません。「なんでもかんでも滅菌器に詰め込んでふたを閉めてスイッチを押せば、自然に滅菌されてできあがり！」というわけにはいかず、常に人による検証と改善が求められます。

　21世紀に大きく発展したデジタル技術ですが、ヒトの目・耳・倫理観というアナログの観点からの見直しを加えることで、より安全な医療サービスの提供が可能となり、歯科治療が健康寿命の延伸に寄与できると確信しております。

柏井伸子

ハンドピースから外科用器具まで よくわかる歯科医院の消毒滅菌管理マニュアル
―無駄なく無理なく導入できる現実的な実践法―

| 2018年4月27日　第1版第1刷発行 |
| 2018年5月20日　第1版第2刷発行 |

著	柏井 伸子
発行人	畑 めぐみ
装丁・デザイン	ヒシキ カヨ
発行所	インターアクション株式会社
	東京都武蔵野市境南町 2-13-1-202
	電話　070-6563-4151
	FAX　042-290-2927
	web　http://interaction.jp
印刷・製本	シナノ印刷株式会社

Ⓒ 2018　インターアクション株式会社　　　禁無断転載・複写
Printed in Japan　　　　　　　　　　　　落丁本・乱調本はお取り替えします
ISBN 978-4-909066-08-4 C3047
定価は表紙に表示しています